卫生健康行业职业技能培训教程

口腔修复体制作
基 础 知 识

国家卫生健康委人才交流服务中心　**组织编写**

主　编　刘洪臣　于海洋

副主编　周永胜　张春宝　邵龙泉　李靖桓

U0235301

人民卫生出版社
·北　京·

图书在版编目（CIP）数据

口腔修复体制作. 基础知识/刘洪臣，于海洋主编
. —北京：人民卫生出版社，2020.9
卫生健康行业职业技能培训教程
ISBN 978-7-117-30360-6

Ⅰ. ①口… Ⅱ. ①刘…②于… Ⅲ. ①口腔矫形学—
职业培训—教材 Ⅳ. ①R783

中国版本图书馆 CIP 数据核字（2020）第 157274 号

人卫智网	**www.ipmph.com**	医学教育、学术、考试、健康， 购书智慧智能综合服务平台
人卫官网	**www.pmph.com**	人卫官方资讯发布平台

口腔修复体制作 基础知识
Kouqiang Xiufuti Zhizuo Jichu Zhishi

主　　编： 刘洪臣　于海洋
出版发行： 人民卫生出版社（中继线 010-59780011）
地　　址： 北京市朝阳区潘家园南里 19 号
邮　　编： 100021
E - mail： pmph @ pmph.com
购书热线： 010-59787592　010-59787584　010-65264830
印　　刷： 三河市博文印刷有限公司
经　　销： 新华书店
开　　本： 787×1092　1/16　印张：10
字　　数： 243 千字
版　　次： 2020 年 9 月第 1 版
印　　次： 2020 年 9 月第 1 次印刷
标准书号： ISBN 978-7-117-30360-6
定　　价： 48.00 元
打击盗版举报电话：010-59787491　E-mail：WQ @ pmph.com
质量问题联系电话：010-59787234　E-mail：zhiliang @ pmph.com

为适应经济社会发展和科技进步的客观需要，立足培育口腔修复体制作行业的工匠精神和精益求精的敬业风气，并对口腔修复体制作从业人员职业活动基本技能进行规范，全面提高口腔修复体制作各等级从业者的理论知识水平与技能水平，中华人民共和国人力资源和社会保障部、中华人民共和国国家卫生健康委员会制定了《口腔修复体制作工国家职业技能标准》（2020 版）。卫生健康行业职业技能培训教程《口腔修复体制作 基础知识》和《口腔修复体制作 技能操作》的出版发行，是我国口腔修复体制作职业发展的重要标志。本教程以该标准为依据编写，由国家卫生健康委人才交流服务中心组织，在口腔修复体制作工国家职业技能鉴定专家委员会专家及本教程各位编委的共同努力下完成，是口腔修复体制作职业教育培训和职业技能鉴定的重要参考用书，也是口腔医师特别是口腔修复工（师）应熟悉的专业专著。

口腔修复体制作是修复牙齿等口腔缺损、恢复口腔结构完整及咀嚼等生理功能的一门古老而又新兴的职业，从人类最初开始尝试修复缺失的牙齿至今已发生了革命性的变化，特别是工业革命以来发展迅速，已由简单的手工操作发展到大规模数字化的现代化生产的先进制造产业。口腔修复体制作涉及的知识面很广，如物理学、化学、力学与生物力学、材料学、计算机科学、人体结构学、美学与色彩学以及口腔解剖生理学、计算机辅助设计（CAD）与计算机辅助制造（CAM）、三维打印（3D 打印）、工业铸造等各个领域，也涉及法律法规及人文知识。我国人口众多，根据最近的口腔流行病学调查，缺牙齿可达数十亿颗。口腔修复工作量大、时间长，口腔修复体制作的任务繁重，符合人体生理功能及生物相容的优质口腔修复体将会因人们物质文化水平的日益提高而成为社会的热点需求。社会需求量大，口腔修复体制作行业将会成为我国先进制造领域新的发展方向。

在我国，根据《中华人民共和国职业分类大典（2015 年版）》《国家职业技能标准编制技术规程（2018 年版）》等的规定，以口腔修复体制作为工作内容的口腔修复工（师）已确定为国家职业。中华人民共和国人力资源和社会保障部、中华人民共和国国家卫生健康委员会于 2020 年正式发布了《口腔修复体制作工国家职业技能标准》（2020 版），这是中国口腔医学特别是口腔修复学发展史上的一件大事，是口腔医学发展及口腔医学整体学科发展的重要一步，是继口腔医师、口腔助理医师（医士）之后的第三个口腔专业国家职业，并确立了国家职业标准。在此之前，2019 年 8 月成功举办的首届口腔修复体制作工国家职业技能大赛，也是我国口腔医学界的第一个国家职业技能大赛，在基本技能和先进制造等方面展示了我国口腔修复体制作的最新成就。

《口腔修复体制作 基础知识》各章节按照职业标准编写，突出口腔修复体制作工（师）

需掌握的基础知识。《口腔修复体制作　技能操作》根据国家有关规定，将口腔修复体制作工（师）职业技能分为四个等级分别编写，即五级（初级工）、四级（中级工）、三级（高级工）、二级（技师），按照职业功能要求进行整合，每一项职业等级均突出各自独立完整的操作项目。五级（初级工）、四级（中级工）、三级（高级工）主要突出基本技能的培养，且各级功能递增。为突出口腔修复体制作的先进制造及发展方向，三级（高级工）以上级别编入了数字化修复体制作、种植修复体制作等相关内容。二级（技师）突出掌握先进技术，包含广泛深入的专业知识、较高的专业素质，强调具备解决疑难问题的能力。该教程的出版，希望能够对口腔修复体制作行业的健康规范发展以及专业知识与技能的提高起到促进作用。

该教程虽然经过全体编委认真编写及线上、线下反复核对修改，但仍难以避免疏漏等不尽人意之处，如职业名称"口腔修复工"存在较大的争议，而且口腔修复体制作的新知识、新方法、新技术层出不穷，需要跟上时代的发展。希望各位专家及读者批评指正，以便在下一版修正，使之成为口腔修复体制作行业的品牌专著。

在卫生健康行业职业技能培训教程《口腔修复体制作　基础知识》和《口腔修复体制作　技能操作》即将出版发行之际，谨在此感谢为中国口腔修复制作行业作出努力的每一位专家，特别感谢我们团队——口腔修复体制作工国家职业技能鉴定专家委员会和编委会，该教程是大家共同努力的成果。希望以此为新的开端，全国的口腔同仁一起努力，推动口腔修复体制作事业的发展，造福广大民众。

口腔修复体制作工国家职业技能鉴定专家委员会　主任委员
卫生健康行业职业技能培训教程《口腔修复体制作》主编
刘洪臣
2020 年 8 月

目　录

第一章　职业道德

口腔修复体制作工是从事口腔修复体及口腔治疗装置制作的专业人员，除了具备扎实的理论基础和熟练的操作技能以外，具备高素质的职业道德是必须的，这比其他所有职业是一致的。

第一节　职业道德基本知识

一、道德的内涵

道德是一定社会、一定阶级调节人与人、人与社会、个人与自然人之间各种关系的行为规范的总和。这种规范是靠社会舆论、传统习惯、教育和内心信念来维持的。它渗透于生活的各个方面，既是人们行为应当遵守的原则和标准，又是对人们思想和行为进行评价的标准。

二、职业道德的内涵

职业道德是指从事一定职业劳动的人们，在特定的工作和劳动中以其内心信念和特殊社会手段来维系的，以善恶进行评价的内心意识、行为原则和行为规范的总和，它是人们在从事职业的过程中形成的一种内在的、非强制性的约束机制。

三、职业道德的特点

职业道德与一般的道德有着密切的联系，同时也有自己的特征。主要表现在以下几个方面：

1. 行业性　职业道德与人们的职业紧密相关，一定的职业道德规则只适用于特定的职业活动领域，带有各自不同的个性特征，鲜明地体现着社会对某种具体职业活动的特殊要求。

2. 连续性和稳定性　由于职业分工有其相对稳定性，与之相适应的职业道德也就有较强的稳定性和连续性。

3. 实用性　职业道德是根据职业活动的具体要求，对人们在职业活动中的行为条例、章程、守则、制度、公约等形式做出规定，这些规定具有很强的针对性和可操作性。

4. 多样性　职业道德的形式，因行业而异。一般来说，有多少种不同的行业，就有多少种不同的职业道德。

5. 时代性   随着时代的变化,职业道德也在发展。职业道德在一定程度上贯穿和体现着当时社会道德的普遍要求,具有时代性。

第二节 职业守则

一、爱国守法

爱国是一个公民起码的道德标准,更是中华民族的优良传统。儒家传统文化强调"舍生取义",其意义就是为了国家利益,为了捍卫国家主权,不惜牺牲个人生命。爱国在一定程度上也是保证人的生存自由权力的需要。在社会主义制度下,人民是国家的主人。这样,公民爱国,实际上就是爱自己的政权,捍卫自己的根本利益。

爱国内容是随着时空变化的。现在讲爱国,主要是振兴中华,建设富强、民主、文明的社会主义现代化国家,实现中华民族伟大复兴。只有国家强大了,国人才能扬眉吐气。所以,做一个有道德的公民,就要从爱国做起。

守法是现代化文明国家对公民的起码要求。所谓遵纪守法,就是遵守国家制定的各种法律、法规,遵守各行业、各部门制定的一系列规章制度,这是公民应有的道德品质。公民应当把守法当作基本的行为准则。公民守法实际上是尊重社会公众的利益和意志。守法还意味着尊重公民基本的自由权利。因为法律是自由的保证,不守法就失去了这种保证。

一个爱国的公民,也应该是一个守法的公民。我们应该牢固树立这种意识,将爱国守法摆在首位。

二、爱岗敬业、具有高度的责任感

爱岗,就是热爱自己的工作岗位,并能为做好本职工作尽心尽力。敬业,就是用一种恭敬严肃的态度、认真负责的精神对待自己的职业,对待自己的工作。每一个公民都应该在工作中做到爱岗敬业。爱岗和敬业是相辅相成、相互支持的。从业人员热爱自己所从事的工作,才能自觉地做到忠于职守、勤奋踏实,忠于职守才能做好本职工作。爱岗敬业是从业人员做好本职工作所应具备的基本思想品格,是产生乐业的思想动力。

工作就意味着责任。每一个职位所规定的工作内容就是一份责任。既然做了这份工作就应该担负起这份责任。每个人都应该对所担负的工作充满责任感。责任感与责任不同。责任是指对任务的一种负责和承担,而责任感则是一个人对待工作、对待企业的态度。

责任感就是自觉把事情做好的心理。老师要把教育的对象教会、教好,这是老师的责任;军人练就一身过硬的本领,站好岗,放好哨,保卫祖国的领土,这是他们的责任。而对于口腔修复体制作工来说,责任就是与医师合作,制作出最精美的义齿。一个人不论从事何种职业,心中都应长存责任感。

三、严格执行工作程序、工作规范

每个职业都有自己的工作程序和工作规范。作为口腔修复体制作工这一工种,根据任务的不同,又可分为许多工作程序。由于义齿制作的特殊性,尽管目前一些大的修复体制作企业已经开始流水线式的作业,但是每个步骤的顺序是不能改变的。

随着设备和材料的发展，口腔修复体的制作设备、仪器越来越先进，越来越精密，必须按照工作程序和规范进行操作，否则不仅产品的质量不能保证，而且还会损坏仪器，甚至会危害到修复体制作人员自身的安全。

四、团队合作精神

团队合作精神对于口腔修复体制作工来说尤其重要，这是由工种的特殊性决定的。口腔修复工作的目的是为患者制作出满足个体需要的修复体，这也是修复医师、修复体制作工以及患者的共同目的。因此，医技之间的交流合作是团队工作获得成功的关键。这需要医技之间建立密切的工作关系以及对对方工作的理解和尊重。作为修复体制作工来说，除了尊重医师的设计方案之外，还应了解医师临床诊治的原则和计划，只有这样才能制作出患者满意的修复体。

此外，医技要经常就修复中的关键问题进行交流，如颜色的控制、修复设计和印模技术等，进而协商解决问题。同时修复团队的每一位成员必须清楚各自的职责，并且充分了解自己的局限与不足。当然，在制订治疗计划和制作步骤时，口腔医师应当了解技师可能面临的困难，并积极参与到修复体制作的过程中。

此外，随着修复体制作产业化的到来，过去一个人完成整个制作过程的方式已经被时代逐渐淘汰。对于修复体制作工来说，团队合作的另外一个含义，就是同事之间的相互合作。由于大家的目的一致，不同的工作具有承接性，因此，团队合作显得更加重要。

五、爱护设备、遵守操作规程

修复体制作所使用的设备和工具精细、昂贵，种类繁多，因此，要爱护设备和工具。一件好的工具不仅是技师的帮手，而且可以提高工作效率。同时，爱护器械也是对企业负责的一种态度。

由于许多仪器设备具有一定的危险性，因此一定要遵守操作规程，确保安全工作。

六、保持工作环境清洁有序

义齿制作过程中产生很多对人体有害的粉尘、气体、噪音等，会严重影响工作人员的身心健康。因此，必须增强环保意识。修复体制作企业应安装吸尘、通风、消音设备以改善工作环境，给工作人员提供一个安全、舒适、环保的场所。

工作环境应该整洁有序。有序是一种和谐美，使人心情愉快，可以相应地提高工作效能；整洁的环境，有序的工作工具，有利于提高工作效率；良好的工作环境可以增强员工对企业的责任感和归属感，从而进一步推进企业日常工作的规范化和秩序化，树立企业良好形象。

（李新春）

第二章　口腔解剖生理学知识

第一节　牙的概述

一、牙的组成

（一）外部观察

从外部观察，牙由牙冠、牙根及牙颈三部分组成。

1. 牙冠　指牙被牙釉质所覆盖的部分，也是发挥咀嚼功能的主要部分。可将牙冠分为解剖牙冠和临床牙冠。解剖牙冠是指以牙颈部为界的牙冠；临床牙冠是指暴露于口腔内未被牙龈覆盖的牙体部分。健康人的牙，特别是青年人，其解剖牙冠长于临床牙冠。而老年人或牙周病患者的牙，因牙龈退缩，其解剖牙冠短于临床牙冠。牙冠的外形因其功能而异，功能较弱且单纯的牙，牙冠形态也比较简单；功能较强且复杂者形态也较复杂。

2. 牙根　是指牙被牙骨质所覆盖的部分。亦分为解剖牙根和临床牙根。解剖牙根与解剖牙冠以牙颈为界；临床牙根与临床牙冠以龈缘为界。牙根的形态与数目也因其功能而异，功能较弱且单纯者多为单根；功能较强且复杂者，其根多分叉为两个以上，以增强牙在颌骨内的稳固性。多根牙的未分叉部分称为根干，牙根的尖端称为根尖。每一根尖有小孔，称为根尖孔，它是牙髓的血管、神经及淋巴管出入牙的通道。

3. 牙颈　牙冠与牙根的交界处称为牙颈，呈一弧形曲线，又称颈缘或颈线。

（二）剖面观察

从牙的纵剖面观察，可见牙体由三层硬组织和一层软组织组成。

1. 牙釉质　位于牙冠表层、半透明的白色硬组织，是牙体组织中高度钙化的最坚硬的组织。

2. 牙骨质　位于牙根表层的淡黄色的硬组织。牙颈部的牙骨质较薄，根尖部及根分叉处牙骨质较厚。

3. 牙本质　位于牙釉质及牙骨质内层的淡黄色硬组织，它构成了牙的主体部分，质地不如釉质坚硬。牙本质的内面有一空腔，称髓腔。

4. 牙髓　为充满在髓腔中的疏松结缔组织，内含血管、神经和淋巴管，具有营养、感觉、防御、修复功能。正常牙髓的颜色为粉红色。

二、牙的分类

牙的分类有两种方法：一种是根据牙在口腔内存在的时间暂久来分类；另一种是根据牙的形态和功能来分类。

（一）按存在时间的暂久分类

根据牙在口腔内存在时间的暂久，可将牙分为乳牙和恒牙两类。

1. 乳牙　是人萌出的第一副牙齿。婴儿出生后6个月左右，乳牙开始萌出，至2岁半左右，20个乳牙陆续萌出。正常情况下，乳牙在口腔内存在的时间，最短者为5～6年，最长者可达10年。

2. 恒牙　是继乳牙脱落后的第二副牙齿，若因疾患或意外损伤而致脱落，则再无牙替代。恒牙自6岁左右开始萌出和替换，近代人第三磨牙有退化趋势，故恒牙数可在28～32个之间，每侧各14～16个。

（二）按形态及功能分类

乳牙可分为乳切牙、乳尖牙及乳磨牙三类。

恒牙可分为切牙、尖牙、前磨牙和磨牙四类，切牙和尖牙位于口角之前，合称为前牙；前磨牙和磨牙位于口角之后，合称为后牙。

三、牙的功能

牙是直接行使咀嚼功能的器官，在辅助发音、言语功能以及保持面部形态的协调美观等方面均具有重要作用。

四、牙位记录

在临床工作中，为了记录或表述牙的全称，将各个牙采用一定的格式、符号、数字，并结合文字记录下来，称为牙位记录。

（一）牙列分区

为了简明地记录牙的名称和部位，常以“+”符号将上下牙列分为四个区。符号中的水平线用以区分上下颌；垂直线表示中线，用以区分左右。上下牙弓可划分为四个区（图2-1-1）：

右上颌区（A区）	（B区）左上颌区
右下颌区（C区）	（D区）左下颌区

图2-1-1　上下牙弓的四个分区

（二）部位记录法

1. 恒牙牙位记录　恒牙牙位记录用阿拉伯数字表示如下（图2-1-2）：

上

右	8	7	6	5	4	3	2	1	1	2	3	4	5	6	7	8	左
	8	7	6	5	4	3	2	1	1	2	3	4	5	6	7	8	
									中切牙	侧切牙	尖牙	第一前磨牙	第二前磨牙	第一磨牙	第二磨牙	第三磨牙	

下

图2-1-2　恒牙牙位记录（阿拉伯数字）

例如：右上颌尖牙可表示为$\underline{3|}$，左上颌第一磨牙可表示为$\underline{|6}$。

2. 乳牙牙位记录 乳牙牙位记录用罗马数字表示如下（图2-1-3）：

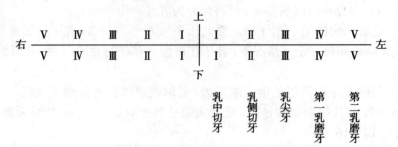

图2-1-3 乳牙牙位记录（罗马数字）

例如：左上颌第二乳磨牙可表示为Ⅴ|，右下颌乳尖牙表示为‾Ⅲ|。

（三）通用编号系统

通用编号系统记录牙位，每一牙均有其独自的编号。用数字或英文字母，即可表示牙位，不致有上下左右之误。

1. 恒牙临床牙位 恒牙采用阿拉伯数字1～32记录，上颌牙依次由右向左编号，下颌牙由左向右编号（图2-1-4）。

1	2	3	4	5	6	7	8	9	10	11	12	13	14	15	16
32	31	30	29	28	27	26	25	24	23	22	21	20	19	18	17

图2-1-4 恒牙编号

例如：#1表示右上颌第三磨牙，#16表示左上颌第三磨牙，#17表示左下颌第三磨牙，#32表示右下颌第三磨牙。

2. 乳牙临床牙位 乳牙采用英文字母A-T记录。（图2-1-5）

A	B	C	D	E	F	G	H	I	J
T	S	R	Q	P	O	N	M	L	K

图2-1-5 乳牙编号

例如：A表示右上颌第二乳磨牙，K表示左下颌第二乳磨牙。

（四）国际牙科联合会系统

国际牙科联合会系统（FDI）采用二位数记录牙位，十位数表示牙所在的区域象限和乳、恒牙。"1"表示恒牙右上区，"2"表示恒牙左上区，"3"表示恒牙左下区，"4"表示恒牙右下区；"5"表示乳牙右上区，"6"表示乳牙左上区，"7"表示乳牙左下区，"8"乳牙恒牙右下区。个位数表示牙的排列顺序，越近中线数字越小。

1. 恒牙临床牙位（图2-1-6）

18	17	16	15	14	13	12	11	21	22	23	24	25	26	27	28
48	47	46	45	44	43	42	41	31	32	33	34	35	36	37	38

图2-1-6 恒牙临床牙位

例如：右上颌第三磨牙可表示为 18；左下颌第一前磨牙可表示为 34。

2. 乳牙临床牙位（图 2-1-7）

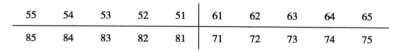

| 55 | 54 | 53 | 52 | 51 | 61 | 62 | 63 | 64 | 65 |
| 85 | 84 | 83 | 82 | 81 | 71 | 72 | 73 | 74 | 75 |

图 2-1-7　乳牙临床牙位

例如：左下颌乳尖牙表示为 73；右下颌第一乳磨牙表示为 84。

五、牙体解剖应用名词与表面解剖标志

（一）牙冠各面的命名

每个牙表面都有与牙长轴一致的四个面，称轴面，以及与牙长轴垂直的一个殆面或切嵴。

1. 唇面及颊面　前牙的牙冠接近口唇的一面，称唇面；后牙的牙冠接近颊部的一面，称颊面。

2. 舌面　前后牙的牙冠接近舌的一面，统称为舌面。

3. 近中面及远中面　牙相邻接的两个面又称邻面。牙冠两邻面中靠中线较近的一面称为近中面；离中线较远的一面称为远中面。

4. 殆面和切嵴　上、下颌后牙咬合时发生接触的一面，称为殆面；上、下颌前牙有切咬功能的部分称为切嵴。

（二）牙体解剖应用名词

1. 中线　是平分颅面部为左右两等份的一条假想垂直线，该线与正中矢状面一致。正常情况下，中线通过两眼之间、鼻尖、上颌及下颌的两中切牙之间。中线将牙弓分成左右对称的两部分。

2. 牙体长轴　通过牙冠与牙体中心的一条假想纵轴，称牙体长轴。

3. 接触区　牙与牙在邻面互相接触的部位，称接触区，也称邻接点或接触点。

4. 线角、轴面角及点角　牙冠上两面相交于一线的角称线角；两轴面相交于一线的角称轴面角；三面相交于一点所形成的角称点角。

5. 外形高点　牙各轴面最突出的部分，称外形高点。所有外形高点的连线称外形高点线。

6. 牙体三等份　为了明确牙各面上一个部位所在的区域，将牙体分为三等份。如牙冠唇（颊）面及舌面，可分为切（殆）1/3、中 1/3、颈 1/3 与近中 1/3、中 1/3、远中 1/3；牙冠的邻面可分为唇（颊）1/3、中 1/3、舌 1/3；牙根则分为根颈 1/3、根中 1/3、根尖 1/3。

（三）牙冠的表面解剖标志

1. 牙冠表面的突起

（1）牙尖：位于尖牙的切端及后牙面上的近似锥体形的显著突起。牙尖的命名依牙尖所分布的位置而定，可分为前磨牙的颊尖、舌尖和磨牙的近、远中舌尖以及近、远中颊尖等。

（2）结节：牙冠某部牙釉质过分钙化所形成的小突起。如初萌切牙的切端有三个未经磨耗的结节，称为切缘结节。

7

（3）舌隆突：切牙及尖牙舌面颈 1/3 处的半月形釉质突起，亦是该牙在舌面的外形高点处。

（4）嵴：牙冠表面釉质形成的长条状隆起。

1）轴嵴：在牙体的轴面上，从牙尖顶端伸向牙颈部的纵向隆起。位于尖牙唇面者称为唇轴嵴；位于后牙颊、舌面者分别称为颊、舌轴嵴。

2）边缘嵴：位于前牙的舌面近、远中边缘处和后牙的𬌗面与轴面相交处的嵴，称边缘嵴。

3）牙尖嵴：从牙尖顶端分别斜向近、远中的嵴，称为牙尖嵴。尖牙的近、远中牙尖嵴相当于切牙的切嵴；后牙颊尖和舌尖的牙尖嵴可分别构成颊𬌗边缘嵴和舌𬌗边缘嵴。

4）三角嵴：从后牙牙尖顶端斜向面中央的嵴，称为三角嵴。每个三角嵴均由近中和远中两个斜面组成。

①横嵴：相对牙尖的两个三角嵴相连，且横过𬌗面，称为横嵴。主要见于下颌第一前磨牙的𬌗面。

②斜嵴：𬌗面上的两条三角嵴斜行相连，称为斜嵴。此斜嵴是上颌第一、第二磨牙的解剖特征。

③颈嵴：位于前牙唇面和后牙颊面的颈 1/3 处的突起，称颈嵴。分别称为唇颈嵴和颊颈嵴。

2. 牙冠表面的凹陷

（1）窝：位于前牙舌面及后牙𬌗面的不规则凹陷，如舌面窝、中央窝、𬌗面窝等。

（2）沟：牙冠表面的细长凹陷部分。位于牙冠的轴面及𬌗面，介于牙尖和嵴之间，或窝的底部。

1）发育沟：牙生长发育时，两个生长叶相连所形成的明显而有规则的浅沟。

2）副沟：除发育沟以外的任何形态不规则的沟。

3）裂：钙化不全的沟。其常为龋病的好发部位。

（3）点隙：几条发育沟相交或沟的末端所形成的点状小凹陷，称点隙。此处釉质未完全连接，亦为龋病的好发部位。

3. 斜面　组成牙尖的各面，称为斜面。两个斜面相交成嵴，四个斜面相交则组成牙尖的顶，各斜面依其在牙尖的位置而命名，如上颌尖牙唇面有近中唇斜面、远中唇斜面；舌面有近中舌斜面、远中舌斜面。

4. 生长叶　牙发育的钙化中心称为生长叶。其交界处为发育沟，多数牙由四个生长叶发育而成，部分牙由五个生长叶发育而成。

第二节　牙体解剖生理

一、恒牙的外形

恒牙是人类的第二副牙，共 32 个。因牙的形态和功能不同，依次分为：切牙类、尖牙类、前磨牙类、磨牙类四大类共 16 种。

（一）切牙类

切牙位于上、下颌骨前部、中线两侧，呈弧形排列，包括上颌中切牙、上颌侧切牙、下颌中切牙及下颌侧切牙共8个。

切牙类的共同特点：①上颌切牙体积较下颌切牙大，其中上颌中切牙大于上颌侧切牙，而下颌中切牙小于下颌侧切牙。②牙冠由唇面、舌面、近中面、远中面四个面和一个切缘组成。③牙冠唇、舌面呈梯形，在唇面切1/3处介于三个生长叶之间有两条发育沟，颈1/3处有唇颈嵴。舌面中央有深浅不一的舌面窝，颈1/3处突出为舌隆突。④牙冠邻面呈三角形，牙颈至切缘由厚变薄。接触区均位于近切角处。⑤切牙（尤其是下颌切牙）在初萌时，切缘上均可见切缘结节，随着磨耗而成平面状。⑥牙根均为单根，较直，根尖段略偏远中。

1. 上颌中切牙　为切牙类中体积最大、近远中径最宽者，位于中线两侧，左右上颌中切牙的近中面相对。

（1）牙冠

1）唇面：外形呈梯形，切颈径大于近远中径，近中缘和切缘平直，远中缘较圆突，颈缘呈弧形。近中切角近似直角，远中切角较为圆钝，这是判断左右上颌中切牙的重要依据之一。切1/3可见两条纵向发育沟，切缘可见3个切缘结节，其中中央结节最高。牙冠唇面形态常可分为方圆形、卵圆形和尖圆形三种，常与人的面型相协调。

2）舌面：与唇面形态相似但体积略小，呈三角形或倒"V"字形。四周为突起的嵴，由近中边缘嵴、远中边缘嵴、切嵴和舌隆突组成，中央凹陷成舌窝。近中边缘嵴长而窄，远中边缘嵴短而宽。

3）邻面：似三角形，顶为切端，底为颈缘，呈"V"形，近中面大而平坦，远中面小而圆突。近中接触区位于切1/3靠近切角处，远中接触区位于切1/3距切角稍远处。近中颈曲度大于远中颈曲度。

4）切嵴：唇面较平坦形成切缘，舌侧圆突形成切嵴。上下切牙切嵴相接触时，能发挥切割功能。从邻面观察，切嵴位于牙体长轴的唇侧。

（2）牙根：为粗壮较直的单根，根尖略偏向远中及唇侧。唇侧宽于舌侧，在牙根的两侧各有一条凹陷，与舌隆突两侧相衔接。牙根颈部横切面为圆三角形。根长略长于冠长，也偶有短于冠长者。

2. 上颌侧切牙　为切牙类中唇面最突、舌窝最深、远中切角最为圆钝者。

（1）牙冠

1）唇面：外形与上颌中切牙相似，但较窄小、圆突。唇面近中缘平直，远中缘圆突，近中切角似锐角，远中切角圆钝。切缘明显斜向远中。

2）舌面：外形近似三角形，边缘嵴较圆钝，近中边缘嵴呈直线形，远中边缘嵴呈曲线形。舌窝深而窄，形成"V"字形，偶有沟越过舌隆突的远中，延伸至根面形成裂沟，为龋病的好发部位。

3）邻面：外形与上颌中切牙相似，略成三角形。近中面较宽且平直，远中面较小且圆突，近、远中接触区均在切1/3，距切角较远处。

4）切缘：向远中舌侧倾斜度较上颌中切牙大，远中切角比近中切角更靠近舌侧，似与远中面连续。

（2）牙根：单根，较中切牙细而长，根长大于冠长，根颈1/3处横切面呈卵圆形。

3. 下颌中切牙　为切牙类中乃至全口牙中体积最小者，位于下颌中线两侧，左右大体对称，离体后难分左右。

（1）牙冠

1）唇面：光滑平坦似梯形，牙冠宽度为上颌中切牙的2/3。切颈径明显大于近远中径，近中缘与远中缘对称，近中切角与远中切角约相等。

2）舌面：与唇面的形态大体相同，舌窝浅，边缘嵴和切嵴不显著，舌隆突较小。

3）邻面：外形为三角形。近、远中面的大小与形态大致相同，近、远中接触区均在切1/3近切角处。

4）切缘：从邻面观察，切嵴位于牙体长轴上或略偏舌侧。

（2）牙根：扁而窄的单根，根中1/3横切面呈葫芦形。远中根面上的纵向凹陷比近中根面略深，可作为鉴别左右下颌中切牙的参考。

4．下颌侧切牙　与下颌中切牙相似，牙冠较下颌中切牙稍宽。但有以下特点：

（1）下颌侧切牙的牙冠比下颌中切牙稍宽。

（2）切缘略向远中倾斜，近中缘直，远中缘稍突，远中切角较近中切角圆钝。

（3）舌面与下颌中切牙相似。

（4）邻面似三角形，近中接触区位于切1/3近切角处；远中接触区在切1/3距切角稍远处。

（5）牙根为扁圆形单根，较下颌中切牙稍长，根尖略偏远中。

5．上颌切牙与下颌切牙的区别

（1）上颌切牙冠宽大，发育沟明显；下颌切牙牙冠窄小，唇面光滑，发育沟较不明显。

（2）上颌切牙的舌窝较深，舌面边缘嵴明显；下颌切牙的舌窝较窄浅，舌面边缘嵴不明显。

（3）邻面观察，上颌切牙的切嵴位于牙体长轴的唇侧；下颌切牙的切嵴靠近牙体长轴或略偏舌侧。

（4）上颌切牙牙根直而粗壮，下颌切牙牙根扁而窄，近、远中根面有纵向凹陷。

（二）尖牙类

尖牙位于口角处，介于切牙与前磨牙之间，包括上颌尖牙及下颌尖牙。轮廓清楚，为恒牙中最长的牙。唇面唇轴嵴较突出，牙根粗壮，对支撑双侧口角起着重要作用。

尖牙的共同特点为：①牙冠由唇面、舌面、近中面、远中面四个面和一个牙尖组成；②唇、舌面似五边形，唇轴嵴将唇面分成两个斜面，舌轴嵴将舌面分成两个舌面窝；③邻面呈楔形，较厚，唇颈嵴和舌面隆突显著；④牙尖均偏近中；⑤牙根粗壮为单根，根尖段偏远中。

1．上颌尖牙　体积宽大，是全口牙中牙体和牙根最长的牙。

（1）牙冠

1）唇面：似圆五边形，切颈径大于近远中径，由颈缘、近中缘、近中斜缘、远中斜缘和远中缘共同构成。颈缘呈弧形，近中缘长，远中缘短，近中斜缘短，远中斜缘长。尖牙初萌时，近、远中斜缘在牙尖顶端相交约为90°。牙尖偏近中，由牙尖顶伸至颈1/3突起形成唇轴嵴，该嵴将唇面分为近中唇斜面和远中唇斜面。唇轴嵴两侧各有一条发育沟。外形高点在中1/3与颈1/3交界处的唇轴嵴上。

2）舌面：与唇面外形相似，但略小。近中边缘嵴较远中边缘嵴长而直，近中牙尖嵴短，远中牙尖嵴长，舌隆突显著。由牙尖伸向舌隆突有一纵嵴称为舌轴嵴，将舌窝分成较小的近中舌窝和较大的远中舌窝。

3）邻面：外形为三角形，近中面宽大平坦，远中面狭小且圆突，近中接触区距近中切角较近，远中接触区则距远中切角稍远。近中颈曲度比远中颈曲度高。

4）牙尖：牙尖顶偏近中，邻面观牙尖偏向唇侧。牙尖由四条嵴和四个斜面组成。四条嵴为近中牙尖嵴、远中牙尖嵴、唇轴嵴、舌轴嵴，四个斜面为近中唇斜面、远中唇斜面、近中舌斜面和远中舌斜面。

（2）牙根：为粗壮的单根，乃全口牙中最长者，根长明显大于冠长，最长者约为冠长的两倍。唇舌径大于近远中径，根颈 1/3 横切面呈卵圆三角形，根尖段偏向远中。

2. 下颌尖牙　与上颌尖牙相似，较上颌尖牙窄而薄，牙体较为细长。

（1）牙冠

1）唇面：为窄长五边形，切颈径明显大于近远中径。近中缘长，约与牙体长轴接近平行，远中缘短，近中斜缘短，远中斜缘长，约为近中斜缘的 2 倍，近、远中斜缘的交角大于 90°。颈嵴、唇轴嵴及发育沟不如上颌尖牙明显。唇面观察，冠根近中缘相连约成直线。

2）舌面：小于唇面，略凹，舌轴嵴不如上颌尖牙明显，外形高点在舌隆突处。

3）邻面：似三角形。近中面较平坦，远中面较小而圆突。邻面观，冠根唇缘相连约成弧线。近中颈曲度比远中颈曲度高。

4）牙尖：牙尖顶偏近中更明显。邻面观，牙尖顶靠近牙体长轴。

（2）牙根：为扁圆细长的单根，根颈 1/3 处横切面为扁圆形。近、远中根面有浅的长形凹陷，根尖略偏远中。

3. 上颌尖牙与下颌尖牙的区别

（1）上颌尖牙体积较大，牙冠宽大；下颌尖牙体积较小，牙冠窄长。

（2）上颌尖牙颈嵴、轴嵴和舌隆突较明显，舌窝较深；下颌尖牙颈嵴、轴嵴和舌隆突不明显，舌窝较浅。

（3）唇面观上颌尖牙冠根的近中缘连线成一定角度；下颌尖牙冠根的近中缘相连近似直线。

（4）上颌尖牙近中斜缘与远中斜缘相交近似直角；下颌尖牙近中斜缘与远中斜缘相交成钝角。

（5）上颌尖牙牙尖偏近中；下颌尖牙牙尖明显偏近中。

（6）邻面观上颌尖牙冠根的唇缘相连不成弧线；下颌尖牙冠根的颈缘相连几乎成弧线。

（7）上颌尖牙牙根粗壮，颈部横切面为卵圆三角形；下颌尖牙牙根细长，颈部横切面为扁圆形。

（三）前磨牙类

前磨牙介于尖牙与磨牙之间，上、下、左、右共 8 颗，包括上颌第一前磨牙、上颌第二前磨牙、下颌第一前磨牙与下颌第二前磨牙。

前磨牙的共同特点为：①牙冠呈立方形，由颊面、舌面、近中面、远中面及𬌗面五个面组成。②颊面颊轴嵴明显，发育沟浅。舌面圆弧，舌轴嵴不明显。③𬌗面结构较复杂，有两个或三个牙尖（下颌第二前磨牙有三尖型者），颊尖均大于舌尖，颊尖长而尖锐，舌尖短而圆钝。两尖的三角嵴自牙尖顶至𬌗面中央，将𬌗面分成近中窝、远中窝，有发育沟、点隙分布。④上颌第一前磨牙一般为颊舌两根，下颌前磨牙多为单根，扁圆形，根尖段偏远中。

1. 上颌第一前磨牙　为前磨牙类中体积最大者，牙冠轮廓较显著。

（1）牙冠

1）颊面：与尖牙唇面相似，但牙冠较短小，近中缘颈部稍凹，远中缘稍突，近中斜缘长于远中斜缘，因此颊尖偏远中，是前磨牙中唯一的颊尖偏向远中者。颊面中部有纵向的颊轴嵴，两侧可见两条发育沟，外形高点在颈 1/3 的颈嵴上。

2）舌面：较颊面小，光滑而圆突，似卵圆形。舌尖短小圆钝，偏向近中，外形高点在中 1/3 处。

3）邻面：似四边形，颈部较宽，近中面近颈部凹陷，有近中沟从𬌗面跨过近中边缘嵴至近中面的𬌗 1/3 处，远中面较圆凸、光滑。近、远中接触区均靠𬌗缘偏颊侧。

4）𬌗面：外形为轮廓显著的六边形，颊侧宽于舌侧，颊舌径大于近远中径。

①边缘嵴：由近中边缘嵴、远中边缘嵴、颊𬌗边缘嵴和舌𬌗边缘嵴组成，其中近中边缘嵴长于远中边缘嵴，颊𬌗边缘嵴长于舌𬌗边缘嵴。

②三角嵴：从颊、舌牙尖顶伸向𬌗面中央的三角嵴，分别称为颊尖三角嵴和舌尖三角嵴。

③牙尖：𬌗面有颊舌二尖，颊尖长大锐利，舌尖短小圆钝，颊尖偏远中，舌尖偏近中。

④窝、沟和点隙：𬌗面中央凹下形成中央窝，窝周围由边缘嵴围成，底部有近、远中向的中央沟，其两端形成近、远中点隙。由近中点隙发出的沟越过近中边缘嵴至近中面，称为近中沟，是上颌第一前磨牙的特有解剖标志。

（2）牙根：较扁，颊舌径大于近远中径。多数在根中部或根尖 1/3 处分叉为颊、舌二根。颊根比舌根长，远中面的沟状凹陷较近中面深。根尖略偏远中。

2. 上颌第二前磨牙 与上颌第一前磨牙形态相似，区别如下：

（1）牙冠小而圆突，轮廓不如上颌第一前磨牙明显。

（2）颊面颈部较上颌第一前磨牙宽，发育沟和轴嵴均不明显，颊尖圆钝，偏近中。

（3）舌面与颊面差异不如上颌第一前磨牙明显，舌尖圆钝，偏近中。

（4）邻面似四边形，近中面颈部少有凹陷，少有沟跨过近中边缘嵴至近中面。近、远中接触区均在近𬌗缘偏颊侧。

（5）𬌗面颊𬌗边缘嵴与舌𬌗边缘嵴宽度相近，牙尖较圆钝。颊舌尖的高度、大小相近，颊舌二尖均偏近中。中央窝较浅，中央沟短，近、远中点隙相距较近。

（6）上颌第二前磨牙牙根多不分叉，为扁形单根。

3. 下颌第一前磨牙 为前磨牙中体积最小者，颊舌尖高度差最大，𬌗面有横嵴，为下颌第一前磨牙特有的解剖标志。

（1）牙冠

1）颊面：似下颌尖牙，颊尖长大尖锐，偏近中。颊轴嵴在颈 1/3 处明显，颊颈嵴似新月形，外形高点位于颈 1/3 处。

2）舌面：较短小，约为颊面的 1/2。舌尖明显比颊尖小，外形高点位于中 1/3 处。

3）邻面：似四边形，牙冠明显向舌侧倾斜，颊尖顶位于牙体长轴上。近中面较宽且平直，远中面较小且圆突，近、远中接触区均靠𬌗缘偏颊侧。

4）𬌗面：似卵圆形，颊舌径与近远中径相近，颊侧明显宽于舌侧。最大特点是颊尖长大而舌尖特小，二尖均偏近中。颊尖三角嵴和舌尖三角嵴相连横过𬌗面形成横嵴，是该牙的重要解剖标志。横嵴将𬌗面分成较大的长圆形远中窝和较小的三角形近中窝。近、远中点隙之间的中央沟被横嵴分成近中沟和远中沟，其中近中沟跨过边缘嵴至舌面，称为近中舌沟。

（2）牙根：为扁而细长的单根，颊侧宽于舌侧，根颈 1/3 处横切面为扁椭圆形，根尖略偏向远中。

4．下颌第二前磨牙　较下颌第一前磨牙体积大，外形方圆，牙冠的厚度、宽度和高度相近，颊、舌面大小约相等。

（1）牙冠

1）颊面：颈部较下颌第一前磨牙稍宽，颊轴嵴圆突。颊尖圆钝，略偏近中。

2）舌面：两尖型，舌尖较颊尖小，舌尖偏近中；三尖型，舌尖有两个牙尖，近中舌尖大于远中舌尖，舌面宽于颊面，两舌尖之间有舌沟通过。

3）邻面：近、远中接触区均靠近𬌗缘偏颊侧。近中面较宽且平直，远中面较小且圆突。颊舌尖的高度差距及牙冠向舌侧倾斜度均小于下颌第一前磨牙。

4）𬌗面：有两种类型，①两尖型：𬌗面为椭圆形，颊、舌尖均偏近中，发育沟多为"H"形或"U"形；②三尖型：𬌗面为方圆型，近中舌尖大于远中舌尖，发育沟多为"Y"形。

（2）牙根：呈扁圆形的单根，近中根面无分叉痕迹，根尖段偏远中。

5．上颌前磨牙与下颌前磨牙的区别

（1）上颌前磨牙的牙冠较直，略偏牙体长轴的颊侧，下颌前磨牙的牙冠向舌侧倾斜。

（2）上颌前磨牙的牙冠较狭长，颊舌径大于近远中径；下颌前磨牙的牙冠方圆，颊舌径与近远中径相近。

（四）磨牙类

磨牙位于前磨牙的远中，上、下、左、右共 12 颗，包括上颌第一磨牙、上颌第二磨牙、上颌第三磨牙、下颌第一磨牙、下颌第二磨牙及下颌第三磨牙。

磨牙的共同特点为：①磨牙体积由第一磨牙、第二磨牙、第三磨牙依次减小。②牙冠体积较前磨牙大，𬌗面宽大，其形态结构复杂。牙尖多，一般为四五个牙尖。③颊面的外形高点在颈 1/3 处，舌面外形高点在中 1/3 处。近远中面接触区均为𬌗 1/3 的𬌗缘附近。④𬌗面发育沟、副沟多，同时窝、点隙多好发龋病。⑤牙根根干粗，根分叉一般为两个或三个牙根。

1．上颌第一磨牙　为上颌磨牙中体积最大者，由五个面、三个牙根组成。约在 6 岁左右萌出，故称其为六龄牙。

（1）牙冠

1）颊面：似梯形，近远中径大于𬌗颈径，近中缘较平直，远中缘较圆突。𬌗缘宽度长于颈缘宽度。近中颊尖略宽于远中颊尖，两尖之间有颊沟通过，约与颊轴嵴平行，近中颊尖的颊轴嵴较远中颊尖明显。外形高点在颈 1/3 处。

2）舌面：与颊面大小相近或稍小，近中舌尖较高，远中舌尖较低，近中舌尖宽于远中舌尖，远中舌沟由两舌尖间通过并延伸至舌面 1/2 处。舌轴嵴不明显，外形高点在中 1/3 处。近中舌尖的舌侧偶有第五牙尖，又称卡氏尖。第五牙尖与近中舌尖之间有新月形沟，该尖既无功能，也无髓角，称其为卡氏结节更为恰当。

3）邻面：似四边形，颊舌径大于𬌗颈径，近中面大于远中面，近中接触区在𬌗 1/3 与颊 1/3、中 1/3 交界处；远中接触区在𬌗 1/3 与中 1/3、舌 1/3 交界处。

4）𬌗面：结构复杂，尖窝起伏，沟嵴交错，外形轮廓呈斜方形，近远中径小于颊舌径。

①边缘嵴：𬌗面的四周由颊𬌗边缘嵴、舌𬌗边缘嵴、近中边缘嵴和远中边缘嵴组成。近

中边缘嵴短而直，远中边缘嵴稍长。近中颊𬌗角及远中舌𬌗角为锐角，远中颊𬌗角近中舌𬌗角为钝角。

②牙尖：𬌗面有近中颊尖、远中颊尖、近中舌尖和远中舌尖四个牙尖，其中近中舌尖最大，其次是近中颊尖、远中颊尖，远中舌尖最小。颊尖较尖锐，为非功能尖；舌尖较圆钝，为功能尖，近中舌尖是上颌第一磨牙的主要功能尖。

③三角嵴：四个牙尖各有一个三角嵴。有近中颊尖三角嵴、近中舌尖三角嵴、远中颊尖三角嵴和远中舌尖三角嵴。近中舌尖三角嵴与远中颊尖三角嵴斜形相连形成斜嵴，是上颌第一磨牙的解剖特征。

④窝、点隙：𬌗面的中部凹陷成窝，由斜嵴将𬌗面窝分为较大的近中窝及较小的远中窝。近中窝约占𬌗面的 2/3，又名中央窝，窝内有中央点隙；远中窝较小，约占𬌗面的 1/3。

⑤沟：𬌗面发育沟有 3 条。颊沟由中央点隙伸向颊侧，在两颊尖之间跨过颊𬌗边缘嵴至颊面；近中沟由中央点隙伸向近中，止于近中边缘嵴内；远中舌沟一端止于远中边缘嵴内，另一端经两舌尖之间跨过舌𬌗边缘嵴至舌面。

⑥斜面：每一牙尖都有四个斜面，其中颊尖的颊斜面与对颌牙无咬合接触，但颊尖的舌斜面、舌尖的颊斜面和舌斜面与对颌牙均有咬合接触。

（2）牙根：由近中颊根、远中颊根和舌根三根组成，舌根为三个牙根中最大者。两颊根之间相距较近，颊根与舌根之间分开较远，三根之间分叉较大，有利于牙的稳固。

2. 上颌第二磨牙　与上颌第一磨牙形态相似，较上颌第一磨牙稍小，有下列特点：

（1）牙冠颊面向远中舌侧的倾斜度大于上颌第一磨牙，远中颊尖明显缩小，近中颊轴嵴较远中颊轴嵴突出。

（2）远中舌尖更小，近中舌尖占舌面的大部分，极少有第五牙尖。

（3）𬌗面斜嵴不如上颌第一磨牙明显，有远中沟横过，远中舌沟不明显。有些上颌第二磨牙的近中舌尖特大，𬌗面远中舌尖不显著，舌面明显小于颊面。

（4）牙根数与上颌第一磨牙相同，颊舌根间分叉度较小，且向远中偏斜。牙根间偶有两根融合，极少数为三根相互融合。

3. 上颌第三磨牙　形态、大小、位置等变异及先天性缺失甚多。具有以下特点：

（1）该牙标准形态与上颌第二磨牙相似，但牙冠较小，根较短，各轴面中 1/3 较圆突，颊舌面外形高点均在中 1/3 处。

（2）牙冠颊面自远中舌侧的倾斜度更大，远中舌尖很小或缺如，颊面宽于舌面，𬌗面呈圆三角形，副沟多。有时牙尖多而界限不清。

（3）牙根的数目和形态变异很大，多数合并成一锥形根。

4. 下颌第一磨牙　为下颌磨牙中体积最大的牙。为恒牙中萌出最早的牙，在 6 岁左右萌出，亦称其为"六龄牙"。

（1）牙冠

1）颊面：略似梯形，近远中径大于𬌗颈径，𬌗缘长于颈缘，近中缘直，远中缘突。𬌗缘可见近中颊尖、远中颊尖和远中尖的半个牙尖，分别有颊沟和远颊沟分开，颊沟末端形成点隙。近、远中颊尖的颊轴嵴与颊沟平行，远中尖的颊轴嵴不明显。颊颈嵴与颈缘大致平行。外形高点在颈 1/3 处。

2）舌面：似梯形，比颊面小且稍圆突。𬌗缘可见近中舌尖、远中舌尖，舌沟从两舌尖间通过，舌轴嵴不明显。外形高点在中 1/3 处。

3）邻面：似四边形，牙冠向舌侧倾斜，颊尖较舌尖低。远中面小于近中面。近中颊𬌗角和近中舌𬌗角较锐。近、远中接触区均靠近𬌗 1/3 偏颊侧。

4）𬌗面：轮廓外形为长方形，近远中径大于颊舌径。

①边缘嵴：𬌗面的四周由四条边缘嵴组成，颊𬌗边缘嵴长于舌𬌗边缘嵴，近中边缘嵴较长而直，远中边缘嵴较短而突。

②牙尖：有 5 个牙尖。颊尖短而圆钝，舌尖长而尖锐，远中尖最小，位于颊面与远中面交界处。

③三角嵴：有 5 条三角嵴伸向𬌗面中央，以远中颊尖三角嵴最长，远中尖三角嵴最短。

④窝、点隙：𬌗面有中央窝和近中窝，中央窝位于近中颊、舌尖三角嵴的远中与远中边缘嵴内侧，窝内有中央点隙；近中窝是位于近中边缘嵴内侧与近中颊、舌尖三角嵴近中的较小的三角形窝，窝内有近中点隙。

⑤沟：共有五条发育沟。颊沟自中央点隙伸向颊侧，经近、远中颊尖之间至颊面，末端形成点隙；舌沟自中央点隙经近、远中舌尖之间至舌面；近中沟自中央点隙伸向近中，止于近中边缘嵴内；远中沟由中央点隙伸向远中，止于远中边缘嵴内；远颊沟从远中沟分出，自远中颊尖与远中尖之间向远颊方向至颊面。

⑥斜面：每一牙尖都有四个斜面，其中舌尖的舌斜面与对颌牙无咬合接触，舌尖的颊斜面及颊尖和远中尖与对颌牙均有咬合接触。

（2）牙根：为扁而厚的双根，根干较短。近中根比远中根稍大，近、远中根面有长形凹陷；远中根仅在近中根面上见纵向凹陷。根尖偏向远中。远中根偶分为颊、舌两根，远中舌根短小弯曲。

5. 下颌第二磨牙　与下颌第一磨牙形态相似，根据𬌗面形态可分为四尖型和五尖型。

（1）牙冠：四尖型为下颌第二磨牙的主要类型，𬌗面呈方圆形，有 4 个牙尖，其中近中颊舌尖大于远中颊、舌尖，无远中尖。𬌗面中央窝内有 4 条发育沟呈"+"形分布，即颊沟、舌沟、近中沟和远中沟，边缘嵴和发育沟使整个𬌗面似一"田"字形，是该牙的特点。五尖型与下颌第一磨牙相似，但稍小，𬌗面具有 5 个牙尖和 5 条发育沟，离体后两者不易区分。

（2）牙根：多为双根，较扁，根分叉度较下颌第一磨牙小，根尖皆偏远中，有时形成锥形根。少数牙近、远中根颊侧融合，舌侧仍分开，牙根横切面呈"C"形。极少数近中根分为颊、舌两根。

6. 下颌第三磨牙　形态、大小、位置变异最多，具有如下特点：

（1）该牙标准形态为𬌗面五尖者与下颌第一磨牙形态相似，四尖者与下颌第二磨牙相似。

（2）牙冠各轴面光滑，外形高点均在牙冠中 1/3 处。𬌗面缩窄，牙冠似球形。𬌗面的尖、嵴、窝、沟不清晰，副沟多。

（3）牙根常融合成锥形，也有分叉成多根者。

7. 上颌磨牙与下颌磨牙的区别

（1）上颌磨牙的牙冠较直，而下颌磨牙的牙冠向舌侧倾斜。

（2）上颌磨牙的牙冠𬌗面呈斜方形，近远中径小于颊舌径，而下颌磨牙的牙冠𬌗面呈长方形，近远中径大于颊舌径。

（3）上颌磨牙的颊尖锐、舌尖钝，而下颌磨牙的舌尖锐、颊尖钝。

（4）上颌磨牙多为三根，而下颌磨牙一般为双根。

二、乳牙的外形

乳牙是人类第一副牙，共 20 个，左右成对位于中线两侧。依次分为：乳切牙类、乳尖牙类、乳磨牙类 3 大类。乳牙除了下颌第一乳磨牙形态比较特殊外，其他各类乳牙与相应的恒牙很相似，尤其在儿童 6 岁到 12 岁前后这一段替牙时期，往往易混淆，我们应准确无误地将乳牙和恒牙区别开。

乳牙和恒牙的主要区别点为：

1. 乳牙体积较同名恒牙小，其中乳磨牙的牙体依次递增，即第二乳磨牙体积大于第一乳磨牙。而恒牙牙体较大，其磨牙的牙体依次递减，即第一磨牙最大，第二磨牙次之，第三磨牙最小。

2. 乳牙牙冠表面釉质层较薄，硬度差，呈乳白色；恒牙釉质层较厚，硬度强，呈淡黄色。

3. 乳牙牙颈明显缩窄，颈嵴突出，牙根明显缩小，冠根分界明显。而恒牙牙颈略为狭窄，冠根分界较不明显。

4. 乳前牙呈典型的宽冠窄根特征，但是上颌乳中切牙特点是宽冠宽根。

5. 上颌乳尖牙牙尖偏远中，是恒尖牙和乳尖牙中唯一近中牙尖嵴长于远中牙尖嵴者。

6. 乳磨牙𬌗面缩窄，尖、嵴、窝、沟不清晰，下颌第二乳磨牙近中颊尖、远中颊尖和远中尖等大。

7. 由于乳牙下方有恒牙牙胚的存在，乳前牙根尖段略向唇侧弯曲。乳磨牙根干较短，根分叉度显著增大。上颌乳磨牙为三根，下颌乳磨牙为两根。

三、牙体形态的生理意义

天然牙的形态和结构直接决定着咀嚼功能的大小、咀嚼运动协调与否以及天然牙和牙周组织本身的健康状态。

（一）牙冠形态的生理意义

1. 切缘及𬌗面形态的生理意义

（1）前牙切缘的作用是咬切食物，上前牙的舌面和下前牙的切缘引导着下颌前伸运动。后牙的边缘嵴将食物局限在𬌗面窝内，咀嚼时对颌牙尖窝相对，沟嵴相合，起到杵臼的作用，将食物捣碎磨细；发育沟是食物磨细后的主要排溢通道；上颌磨牙的斜嵴有利于引导下颌牙的侧方运动。

（2）牙萌出早期，切端及𬌗面的尖、窝、沟、嵴都是由曲线、曲面构成，咬合时形成点对点或点对线的接触。随着咀嚼运动的进行以及恒牙的陆续萌出，𬌗面及切嵴发生了功能性的磨耗，使得早期的点、线接触变成了面接触，从而增加了咀嚼面积，有利于咬合关系的稳定。

2. 轴面突度的生理意义

（1）唇（颊）、舌面突度：正常前牙唇面及舌面的突度均在牙冠颈 1/3 处，后牙颊面的突度亦在颈 1/3 处，而后牙舌面的突度则在牙冠的中 1/3 处。

1）突度适当：咀嚼时排溢的食物顺着牙冠的正常突度滑至口腔，对牙龈起到生理性按摩作用，促进牙龈组织的正常血液循环，保证牙龈组织的健康。还可扩展龈缘，使牙龈紧张有力。因此,在修复牙冠外形时要特别注意恢复其自然突度。

2)突度过小:咀嚼过程中排溢的食物会直接撞击在牙龈组织上,造成牙龈创伤,可能引起创伤性牙龈萎缩。

3)突度过大:排溢的食物会直接滑至口腔内,牙龈失去食物的生理性按摩作用,可能产生失用性萎缩。

(2)邻面突度:正常前牙接触区位于近切缘部位,接触区的切龈径大于唇舌径;后牙的接触区位于近殆缘部位,近中者紧靠殆缘,远中者在殆缘稍下,接触区的颊舌径大于殆龈径。前磨牙及第一磨牙近中接触区,多在殆1/3偏颊侧,第一磨牙远中与第二、三磨牙的接触区多在殆1/3的中1/3附近。

1)防止食物嵌塞:牙冠借其外形高点相互紧密相邻,接触之处即为接触点。随着咀嚼运动进行,接触点逐渐磨耗变大成为接触区。接触区接触良好,可以防止食物嵌塞。

2)保持牙弓稳定性:良好的接触能保证邻牙互相支持,便于分散殆力,维持牙弓完整稳定,因此在修复牙冠恢复其正常接触区时,要特别注意恢复其正常的位置和良好的接触关系。

(3)楔状隙:因邻牙间的接触区为圆突形,在两牙接触区的四周有向外展开的空隙,称为楔状隙。以楔状隙与接触区的位置关系来命名,如位于接触区唇侧者,称为唇楔状隙。其命名还包括颊楔状隙、舌楔状隙、切楔状隙、殆楔状隙及龈楔状隙(又称邻间隙)。

1)保护作用:邻间隙为位于两邻牙间的三角形空隙,其间被牙龈乳头所填充,可保护牙槽骨和邻面,不使食物残渣存留。

2)食物排溢:在咀嚼食物过程中,部分食物通过楔状隙而排溢至口腔中,可避免食物滞留在殆面或牙间。

3)清洁牙面:食物通过楔状隙排溢时,可摩擦牙面,保持牙面清洁,防止龋齿及龈炎的发生。

(二)牙根形态的生理意义

牙根形态与牙受力大小及稳固性有密切关系。切牙的牙根作用力较小,一般多为单根。尖牙因位于牙弓的转角处,受力较强,牙根虽为单根,却粗壮长大,是尖牙支持和稳固的有利条件。磨牙功能复杂,受力强大,因此,磨牙的牙根一般为两根以上,根分叉越多,其支持作用就越大,牙也越稳固;根分叉越宽,则牙的支持力也越强。

第三节　牙列、殆与颌位

一、牙列

生长在牙槽骨中的牙按照一定的顺序、方向和位置彼此邻接,排列成弓形,称为牙列或牙弓。上颌者称为上牙列(弓),下颌者称为下牙列(弓)。

(一)牙列分型

1. 按照构成牙的类别分型　人的生长过程中,先后萌出乳牙、恒牙两副牙列。因此,按照构成牙的类别分型,牙列可分为恒牙列、乳牙列和混合牙列。

2. 按照牙列形态特征分型　从殆面对牙列的形态进行观察,牙列的形态尽管有其一定的规律，但个体之间并不完全相同。根据六个前牙的排列情况，可分为三种基本类型：方圆型、尖圆型、椭圆型。

（1）方圆型：上、下牙列中四个切牙的切缘连线略直，从尖牙的远中开始弯曲向后，使前牙排列的弓形呈方圆形。

（2）尖圆型：从上颌侧切牙起开始明显弯曲向后，使前牙排列的弓形呈尖圆形。

（3）椭圆型：介于方圆型与尖圆型之间，从上颌侧切牙的远中开始，向后逐渐弯曲，使前牙排列的弓形较圆。

3. 按照牙列中牙的排列情况分型　可大致分为正常牙列和异常牙列。

（1）正常牙列：牙数正常，牙列整齐无间隙。

（2）异常牙列：包括牙数异常及牙排列异常。

1）牙数异常：如牙数过多（多生牙）或过少。

2）牙排列异常：如牙列拥挤、牙列稀疏、弓外牙、高位牙、低位牙、易位牙、转位牙等。

（二）牙列的大小

用数值来表示牙列的形态，对指导义齿修复、制作成品牙列和成品全口义齿都有重要价值。

1. 牙列长度与宽度

1）牙列长度：为左右中切牙唇面最突点连线与牙列左右最后一个牙远中最突点连线之间的垂直距离。

2）牙列宽度：为左右同名牙同名解剖标志之间的距离。通常以尖牙牙尖顶间距、第一前磨牙中央窝间距及第一磨牙中央窝间距代表牙弓前、中、后段宽度。

2. Terra 牙列指数　采用牙列宽度与牙列长度比值来描述上下牙列大小关系的一种方法，即：

$$牙列指数 = 牙列宽度 / 牙列长度 \times 100\%$$

（三）牙正常排列的倾斜规律

正常情况下，天然牙以一定的倾斜方向排列在牙槽骨中，倾斜方向与咀嚼运动所产生的力的方向相适应，使咀嚼力得以沿着牙体长轴的方向传导，有利于在发挥咀嚼能力的同时，保护和维持牙周组织的健康。

1. 近远中向倾斜　从牙弓的唇侧或颊侧方向观察，一般以牙冠的倾斜方向来表示牙长轴近远中向倾斜情况。正常情况下，上颌中切牙较正或稍向近中倾斜，上颌尖牙略向近中倾斜，上颌侧切牙是上前牙中向近中倾斜程度最大者；下颌切牙和尖牙的近、远中倾斜程度均比较小。上、下颌前磨牙及第一磨牙在近、远中方向上的倾斜度相对较小，牙长轴几乎与中线平行，上、下颌第二、第三磨牙向近中倾斜的程度依次增大。

2. 唇（颊）舌向倾斜　从牙列（断面）的近中和远中方向观察，一般以牙冠的倾斜方向表示牙体长轴相对于水平面的倾斜角度。一般来说，上下颌切牙均向唇侧倾斜，下颌切牙的倾斜度较上颌切牙小。上、下颌的尖牙，上颌前磨牙以及上、下颌的第一磨牙相对较正，下颌前磨牙略向舌侧倾斜。上颌第二、三磨牙向颊侧倾斜，下颌第二、三磨牙向舌侧倾斜。

3. 垂直向关系　为方便描述上、下颌牙在垂直方向上的排列情况，首先需假设一个参考平面，然后描述各牙相对于该平面的垂直向位置关系，该平面即为𬌗平面。

在修复学中，殆平面是从上颌中切牙的近中切角到双侧第一磨牙的近中颊尖顶所构成的假想平面，该平面与鼻翼耳屏线平行，基本上平分颌间距离，并与上唇缘有一定的位置关系，因此在全口义齿修复的临床治疗中，常以此平面作为制作殆堤和排列人工牙的依据。

在解剖学研究中，常以下颌牙列为基准定义殆平面，称其为解剖学殆平面，其定义是：从下颌中切牙的近中邻接点到双侧最后一个磨牙远中颊尖顶所构成的假想平面。

以上颌牙列为基准的殆平面作为参考平面，各牙与该平面的位置关系是：上颌中切牙、尖牙、前磨牙颊尖与该平面接触。依据不同的上颌殆平面定义，上颌第一磨牙的近颊尖、近舌尖或上颌第二磨牙颊尖与该平面接触；侧切牙与该平面不接触，磨牙的牙尖与该平面的距离，从前向后依次增大。

（四）牙列的殆面形态特征

上下牙列的牙尖高度并不一致，常以殆曲线来描述这一牙列殆面形态特征。矢状方向的曲线称为纵殆曲线，冠状方向的曲线称为横殆曲线。

1. 纵殆曲线

（1）下颌牙列的纵殆曲线：连接下颌切牙的切缘、尖牙的牙尖，前磨牙的颊尖以及磨牙的近、远中颊尖的连线。该连线从前向后是一条凹向上的曲线，又称司匹曲线（Spee 曲线）。该曲线的切牙段较平直，从尖牙向后经前磨牙至第一磨牙的远颊尖逐渐降低，然后第二、第三磨牙的颊尖又逐渐升高。

（2）上颌牙列的纵殆曲线：为连接上颌切牙的切缘、尖牙的牙尖、前磨牙的颊尖以及磨牙的近、远中颊尖的连线。该连线从前向后是一条凸向下的曲线。从切牙至第一磨牙近颊尖段较平直，从第一磨牙的近颊尖至最后磨牙的远颊尖段则逐渐向上弯曲，此段曲线亦称为补偿曲线，形态与下颌的 Spee 曲线相吻合。

2. 横殆曲线 横殆曲线又称威尔逊曲线（Wilson 曲线）。连接双侧同名磨牙颊、舌尖，形成一条凸向下的曲线，即为上颌的横殆曲线。同样，连接下颌双侧同名牙颊、舌尖所形成凹向上的曲线，称下颌的横殆曲线。但随年龄增长，当下颌磨牙颊尖被磨耗后，舌尖变得高而陡，下颌的横殆曲线常常不再表现为凹向上，而呈凸向上的曲线，称为反横殆曲线。

（五）牙列与面部标志

1. 鼻翼耳屏线 指从一侧鼻翼中点到同侧耳屏中点的假想连线，该线与殆平面平行，与眶耳平面的交角约15°。牙列缺失后，常参考该线来确定殆平面，以恢复牙列及咬合关系。

2. 眶耳平面 是连接双侧眶下缘最低点和外耳道上缘的一个假想平面。当人端坐，头保持直立位置时，该平面与地平面平行。此平面常被作为描述上下牙列、下颌骨以及咬合关系相对于上颌乃至颅面其他结构的位置情况和运动关系的基本参考平面。

3. Balkwill 角 从髁突中心至下颌中切牙近中邻接点连线，与殆平面所构成的交角，称为 Balkwill 角，正常平均约为26°。

4. 邦威尔三角（Bonwill 三角） 根据 Bonwill 的研究，下颌骨双侧髁突中心与下颌中切牙近中切角接触点相连，恰构成一个等边三角形，其边长为10.16cm，称之为 Bonwill 三角。后有研究证实，这一三角形很少是等边形的，而等腰形者较多，等腰表明面部两侧对称。

5. 莫森球面（Monson 球面） 在 Bonwill 三角学说的基础之上，Monson 又提出，如以眉间点为中心，以10.16cm 为半径作一球面，下颌牙列的殆面与此球面相吻合，而且上颌牙列的补偿曲线也是这球面上的一部分。

二、殆

殆，又称咬合，是指下颌的功能运动中，上、下牙列间的接触关系。习惯上把这种接触关系称为殆关系或咬合关系，咬合关系随着下颌位置的不同而表现出多种多样的变化，其中最为稳定的为牙尖交错殆。

（一）牙尖交错殆

1. 牙尖交错殆的咬合接触特征　牙尖交错殆是指上、下颌牙牙尖交错，达到最广泛、最紧密接触时的一种咬合关系。其咬合接触特征从唇（颊）舌向关系、近远中向关系以及殆面接触特征等三个不同方面描述如下。

（1）牙尖交错殆的唇（颊）舌向关系

1）覆殆：是指牙尖交错殆时，上颌牙盖过下颌牙唇（颊）面的垂直距离。对于前牙，它是指上切牙切缘与下切牙切缘之间的垂直距离，正常时上切牙盖在下切牙的切 1/3 之内。对于后牙，它是指上后牙颊尖顶与下后牙颊尖顶之间的垂直距离。

临床上常根据上切牙盖过下切牙的程度，将覆殆分为三种类型：上切牙盖在下切牙的切 1/3 之内为浅覆殆，亦为正常覆殆；切 1/3 与中 1/3 之间为中度覆殆；切 2/3 以上的为深覆殆。

2）覆盖：覆盖是指牙尖交错殆时，上颌牙盖过下颌牙的水平距离，对于前牙，它是指上切牙切缘与下切牙切缘之间前后向的水平距离；对于后牙，它是指上后牙颊尖盖至下后牙颊尖的颊侧，两颊尖顶之间的水平距离。下切牙咬在上切牙切 1/3 之内为浅覆盖，亦为正常覆盖，切 1/3 与中 1/3 之间为中度覆盖，切 2/3 以上为深覆盖。

3）切道及切道斜度：切道是指在咀嚼运动过程中，下颌前伸到上下颌切牙切缘相对后返回到牙尖交错殆的过程中，下颌切牙所运行的轨道。切道斜度的大小受覆殆、覆盖的影响，即覆盖越大切道斜度反而越小，覆殆越深则切道斜度越大。故切道斜度与覆盖成反比关系，与覆殆成正比关系。

4）前牙覆殆、覆盖关系分类：根据前牙的覆殆、覆盖关系，可以将牙尖交错殆分为以下几种类型：

①正常覆殆、覆盖：通常以前牙浅覆殆、浅覆盖作为前牙正常的指标。

②对刃殆：指牙尖交错殆时，上下牙切缘接触，覆殆、覆盖均为零的前牙咬合关系。

③深覆殆：张闭口时，上颌牙对下颌牙的限定时间长，下颌前伸运动受限制，容易导致咬合障碍，因此对颞下颌关节的功能有一定的影响。

④深覆盖：该型患者上前牙向唇侧倾斜程度较大，常伴有上颌前突的面型，对美观有一定的影响。重度深覆盖，下切牙咬在上切牙腭侧黏膜上，咬合时常造成局部组织损伤，患者常伴有口呼吸，影响咽腔健康。另外，深覆盖对唇齿音的发音也常有明显的影响。

⑤反殆：牙尖交错殆时，下前牙咬在上前牙之前，覆盖为负值。

⑥开殆：牙尖交错殆时，上下牙列部分前牙甚至前磨牙均不接触，上下牙切缘之间在垂直方向有空隙。开殆常因上颌牙槽骨发育不足所致，这种殆型使切割功能完全丧失，对发音和面型的影响也较大。

5）后牙覆殆、覆盖关系分类

①正常覆殆、覆盖：表现为上牙列包盖在下牙列颊侧，同时下牙列包盖在上牙列舌侧，

上、下颌牙尖交错嵌合,密切接触。

②后牙反耠:表现为下后牙的颊尖咬在上后牙颊尖的颊侧。

③锁耠:也称正锁耠,表现为上后牙的舌尖咬在下后牙颊尖的颊侧。

④反锁耠:表现为下后牙的舌尖咬在上后牙颊尖的颊侧。

6)覆耠、覆盖的生理意义:正常的覆耠、覆盖,可以密切上下牙的接触关系,从而提高咀嚼食物的效能。上牙列的切缘与颊尖覆盖下牙列的切缘与颊尖,使唇颊软组织受到保护而不致咬伤;同样在牙列的舌侧,下后牙的舌尖覆盖上后牙的舌尖,对舌缘起着重要的保护作用,使之在咀嚼时不会被咬伤。

(2)牙尖交错接触的近远中向关系

1)上下牙的对位关系:牙尖交错耠时,上下牙列的中线相一致,并与面部的中线、上唇系带一致。除了下颌中切牙及上颌第三磨牙外,每个牙均与对颌的两个牙形成尖窝相对的咬合关系。

2)上下尖牙的对位关系:上颌尖牙的牙尖顶对应下颌尖牙的远唇斜面,下颌尖牙的牙尖顶对应上颌尖牙的近舌斜面及舌侧近中缘。

3)上下颌第一磨牙的对位关系:第一磨牙是恒牙列中萌出最早的牙齿,牙冠较大,耠面尖窝较多,牙根粗壮,上颌第一磨牙的牙根位于骨质致密的颧牙槽嵴内,尤为稳固,支持力明显加强。因此,第一磨牙的耠关系被称为耠之关键。一般有三种关系:一是下颌第一磨牙的颊沟对着上颌第一磨牙的近中颊尖,称为中性耠,为理想的磨牙关系;二是下颌第一磨牙颊沟对着上颌第一磨牙的近中颊尖的远中,称为远中耠;三是下颌第一磨牙颊沟对着上颌第一磨牙的近中颊尖的近中,称为近中耠。

(3)牙尖交错耠的耠面接触特征:牙尖交错耠正常时,下颌前牙切端的唇侧与上颌前牙舌面接触,上颌前磨牙的舌尖与下颌同名前磨牙的远中边缘嵴区域接触,下颌前磨牙的颊尖与上颌同名前磨牙近中边缘嵴区域接触,上颌磨牙的舌尖和下颌同名磨牙的窝或边缘嵴区域相接触,下颌磨牙的颊尖与上颌同名磨牙的窝或边缘嵴区域相接触。

特别需要指出的是,后牙的颊、舌尖功能有所不同,上颌后牙舌尖和下颌后牙颊尖对于咬合高度具有决定意义,通常称为支持尖或功能尖。而上颌后牙颊尖和下颌后牙舌尖主要承担引导下颌运动的功能,称为引导尖或者非功能尖。

牙尖交错耠时,上、下颌牙的耠面接触关系,可以有尖与窝之间、尖与沟之间、尖与外展隙之间以及牙尖斜面等结构之间多种并存的咬合接触形式。正常人平均咬合接触点约为138个,多数为牙尖斜面和牙窝壁,少数位于窝底以及边缘嵴区域。无论在支持尖还是在引导尖,那些对于咬合高度有决定意义的接触被称为正中止接触,稳定的正中止接触为三点接触。

2. 牙尖交错耠的正常标志　根据上述牙尖交错耠基本形态特征的描述,需要达到以下标准:

(1)上下牙列中线对齐。

(2)一牙对两牙:除上颌最后一个磨牙及下颌中切牙外,每个牙都与对颌的两牙相对应接触。

(3)尖牙关系正常:即上颌尖牙的牙尖顶对应着下颌尖牙的远唇斜面,下颌尖牙的牙尖顶对应着上颌尖牙的近舌斜面。

（4）第一磨牙关系为中性𬌗关系：即下颌第一磨牙的颊面沟正对着上颌第一磨牙的近颊尖，下颌磨牙的远中颊尖对着上颌第一磨牙的中央窝。

（5）前、后牙的覆𬌗、覆盖关系正常。

（二）前伸𬌗与侧𬌗

1. 前伸𬌗　下颌做前伸运动过程中，上下颌牙之间的动态接触关系称为前伸𬌗。在前伸咬合的过程中，最重要和最易重复的是对刃𬌗。从对刃𬌗直向前伸达到最大前伸𬌗。

自然牙列对刃𬌗的特点是，当前牙切缘相对时，后牙无接触。义齿修复时需注意建立下颌前伸时的对刃关系。如果下颌前伸时，前牙不能切缘相对，形成开𬌗，则患者会出现切咬食物困难。

2. 侧𬌗　下颌向左侧或右侧作功能运动时，上下牙之间的接触关系称为侧𬌗。下颌向一侧运动时，所向侧为工作侧。正常牙列工作侧上下颌牙接触有两种类型：尖牙保护𬌗和组牙功能𬌗。

（1）尖牙保护𬌗：是以尖牙作支撑，对其他牙起到保护作用。在自然牙列，下颌行使侧方咀嚼运动过程中，工作侧只有尖牙保持接触，非工作侧牙齿不接触。

（2）组牙功能𬌗：是指在行使咀嚼运动过程中，工作侧的上下尖牙和一对或一对以上的后牙保持同时接触，或者工作侧上下后牙均保持接触，非工作侧上下颌后牙不接触。

组牙功能𬌗者，咀嚼面积大，以组牙的形式行使功能，可使𬌗力分散，减轻个别牙的负担，从而对牙及牙周组织的健康起保护作用。

三、颌位

颌位是指下颌相对于上颌，乃至整个颅骨的位置关系。上颌骨和颅骨是相对固定的，而下颌骨则是相对活动的，因此，在边缘运动范围内，下颌相对于上颌有很多位置。但是最基本、可重复、对于临床治疗有重要参考意义，并且相对稳定的下颌位置只有三个，即牙尖交错位、后退接触位、下颌姿势位。

（一）牙尖交错位

牙尖交错位（ICP）是牙尖交错𬌗时下颌骨相对于上颌骨或颅骨的位置。它是以牙尖交错𬌗为前提，并随牙尖交错𬌗的变化而变化的下颌位置，故又称为牙位。

1. 牙尖交错位正常的标志　在临床上，常用髁突在下颌窝中的位置和上下牙的咬合对应关系，以及肌肉功能来确定牙尖交错位是否正常。

（1）颞下颌关节：髁突在关节窝中基本处于中央位置，即关节的前、后、上间隙基本相等。髁突的关节前斜面、关节盘中带、关节结节后斜面，三者之间密切接触，双侧髁突形态和位置对称，关节内压力正常。

（2）咬合关系：首先需要有正常的咬合垂直高度，在正常垂直高度状态下，上、下牙牙尖交错，接触广泛而紧密，具有正常的牙尖斜面引导作用：即当下颌自然闭口至上、下牙尖接触时，由于牙周膜本体感受器的反馈调节作用，咀嚼肌作相应的收缩，下颌牙沿着上颌牙牙尖斜面的引导，很自然而且稳定地进入牙尖交错位。

（3）咀嚼肌：由于下颌位置的维持需要有肌肉的收缩来完成，左、右两侧升、降颌肌相对平衡的收缩作用，对于维持正常的牙尖交错位起着重要的作用，因此通常也将下颌骨的对称运动中双侧咀嚼肌收缩对称、有力，作为牙尖交错位正常的重要标志之一。

2.牙尖交错位正常的意义　牙尖交错位是下颌的主要功能位，咀嚼、言语、吞咽等功能活动，均与牙尖交错牙合的关系密切。同时也是最易重复的下颌位置，临床上常作为许多检查、诊断和治疗的基准位。

（二）后退接触位

从牙尖交错位开始，下颌还可以再向后下移动少许（约1mm），后牙牙尖斜面始终保持部分接触而前牙不接触，同时髁突受到颞下颌关节韧带水平纤维的限制，无法再向后退，下颌的这个位置称为后退接触位（RCP），它与牙尖交错位不同，无论牙存在与否，后退接触位始终存在。在所有的颌位中，后退接触位的髁状突处于生理性最后位置。

1.与后退接触位密切相关的几个重要概念

（1）铰链运动与铰链位：铰链运动是指髁突的单纯转动运动。下颌位于后退接触位时，髁突可以在关节窝内做铰链运动。在铰链运动过程中，髁突不离开后退接触位这一下颌的生理性最后位置，故可将后退接触位称为（髁突的）铰链位。

（2）正中关系位：髁突在关节窝的后位时，髁突相对于上颌骨的位置称为正中关系（CR）。CR不是一个颌位，而是一个铰链开口范围，RCP是CR的最上位，也是向后运动的极限位置。

（3）正中关系牙合：指后退接触位时上、下牙的接触关系，RCP状态下前牙不接触，双侧后牙的部分牙尖斜面接触。

（4）一位和二位：在正常人群中，约10%的人下颌不能从牙尖交错后退牙合，即牙尖交错位与后退接触位为同一个位置，称为一位。而将具有牙尖交错位和后退接触位两个明显位置的现象称为二位。

（5）长正中：从后退接触位，下颌向前上移动约1mm到达牙尖交错位，这两个颌位的关系主要为水平方向的关系。在此移动过程中下颌无偏斜或偏斜小于0.5mm，双侧后牙均匀对称接触，通常将这两个颌位之间无偏斜的、以前后向为主的位置关系，称为"长正中"。

2.后退接触位的意义　后退接触位位于牙尖交错位的后下方，牙尖交错位与后退接触位之间的距离，为牙尖交错牙合留有缓冲的余地，当牙合力较大时可以通过下颌的后退缓冲牙合力，是一种生物力学的保护机制。

由于后退接触位属于韧带位，重复性好，当全口牙或大多数牙丧失后，以牙尖交错牙合为前提的牙尖交错位也就丧失，或失去了其明确的标志。但此时后退接触位仍然存在，临床在修复缺牙过程中，可以以后退接触位作为取得牙尖交错位的参考位。

（三）下颌姿势位

当人直立或端坐，两眼平视前方，不咀嚼、不吞咽、不说话，下颌处于休息状态，上下牙不接触时，下颌所处的位置称为下颌姿势位（MPP）。

1.下颌姿势位特点　下颌姿势位时，上下牙均无接触，上下颌牙之间自前向后有个前大后小的楔形间隙，称之牙合间隙或息止牙合间隙，为2～4mm。下颌姿势位时，双侧髁突位于关节窝的中央略向前下的位置。需要注意的是，此时的升颌肌群既非完全松弛，也非处于最小电活动状态，双侧颞肌、咬肌、翼肌上头均有电位活动，颞肌的电位活动最为明显，用以维持下颌姿势，故也称肌位。

2.垂直距离与牙合间隙　垂直距离通常是指下颌在下颌姿势位时面下1/3的高度，临床上以鼻底到颏下点的距离来表示。但有人将牙尖交错牙合时的面下1/3高度，也称为垂直距离。这是临床修复中常用的概念。在下颌姿势位时，存在于上、下颌牙齿之间前大后小的楔形间隙，称为息止𬌗间隙，简称"𬌗间隙"。

垂直距离在口腔修复、正畸以及正颌外科等口腔临床医疗工作中非常重要，临床上常以面中 1/3 的距离作对比参考。也常见以眼外眦到口角的距离作参考者。

3．下颌姿势位的意义　下颌姿势位的相对稳定及正常𬌗间隙的保持是十分重要的。在此位时上、下牙不接触，牙周及颞下颌关节组织基本不承受负荷，口颌肌比较放松，从而避免了非咀嚼性磨损，这是维持口颌系统健康所必需的。

下颌姿势位主要是靠肌张力和下颌骨重力的平衡来维持的，因此并非恒定不变。头位的改变、下颌骨重量的改变（如缺牙、牙磨损、戴义齿等）、口颌肌的功能状态、精神心理因素调节下的神经系统活动的变化等，均可对下颌姿势位产生影响。但是，在正常条件下，在相当长的一段时间内，下颌姿势位又是相对稳定的，而且下颌姿势位并不以上、下颌牙的咬合为存在条件，因此，在全口义齿修复确定颌位时，下颌姿势位可以作为恢复牙尖交错位的重要参考颌位。

（四）三个基本颌位的关系

1．牙尖交错位与后退接触位　牙尖交错位和后退接触位之间主要表现为前后方向和垂直方向上的空间位置变化。牙尖交错位向后下退 1mm 左右即可到达后退接触位。长正中使下颌在进入牙尖交错位时的冲击力得到一定的缓冲，有利于咀嚼系统组织结构的健康。如在这一运动过程中仅单侧后牙接触，则称为 RCP-ICP 𬌗干扰。

2．下颌姿势位与牙尖交错位　下颌姿势位与牙尖交错位之间主要表现为垂直方向的关系。从下颌姿势位开始，下颌向上运动 1～3mm，并略向前移动，即达到牙尖交错位。

（五）前伸𬌗颌位与侧𬌗颌位

下颌除了上述的三个基本颌位以外，与咬合有关的可重复的颌位还有前伸𬌗颌位与侧𬌗颌位。

1．前伸𬌗颌位　下颌在保持上、下牙接触的同时向前运动，运动过程中下颌所有的位置均称为前伸𬌗颌位。可以重复的前伸𬌗颌位主要包括对刃𬌗位和最大前伸𬌗位。

下颌向前运动到上、下前牙切缘相对时的位置称为对刃𬌗位，对刃𬌗位是前牙咬切食物时的一个功能性颌位。

对刃𬌗位的咬合接触特点，对于自然牙列，正常情况下，应当是前牙接触，后牙无接触。当前、后牙均有接触甚至仅后牙接触时，其后牙的接触称为前伸𬌗干扰。在全口义齿设计咬合关系时，由于义齿固位的需要，应当制作成前、后牙均有接触的咬合类型，此时这种咬合接触关系称为前伸平衡𬌗。

从对刃𬌗位下颌还可以保持咬合接触继续前伸，到达最大前伸的位置，称为最大前伸𬌗位，这是下颌前伸运动的极限位置。

2．侧𬌗颌位　下颌在保持一侧上、下牙接触的同时向该侧运动，运动过程中下颌所有的位置均称为侧𬌗颌位。可以重复的侧𬌗颌位主要包括同名牙尖相对颌位（简称"尖对尖位"）和最大侧𬌗颌位。下颌向一侧运动时，通常将下颌移向侧称为工作侧，对侧称非工作侧。

尖对尖位：当下颌向一侧运动，达到该侧上下同名牙尖相对的位置（颊尖对颊尖）时，称为尖对尖位。尖对尖位是后牙咬合运动中的一个重要的功能性颌位。

非工作侧正常时应没有咬合接触，如果有咬合接触，则称之为侧向𬌗干扰。在全口义齿设计咬合关系时，由于义齿固位的需要，应当制作成工作侧、非工作侧均有接触的咬合类型，此时这种咬合接触关系称为侧向平衡𬌗，其非工作侧称为平衡侧𬌗。

从尖对尖位下颌还可以保持咬合接触继续侧向运动，到达最大侧向运动的位置，称为最大侧向咬合位，这是下颌侧向运动的极限位置。

第四节　无牙颌的解剖生理

一、牙列缺失后的组织改变

无牙颌是指牙列缺失的上下颌。牙列缺失后，由于缺乏正常的功能刺激，口腔软硬组织会出现一些改变，这些变化与全口义齿的修复有密切关系。

（一）骨组织的改变

当牙列缺失后，上下颌骨的改变主要是牙槽嵴的萎缩。牙列缺失后，牙槽骨逐渐吸收形成连续的牙槽嵴。随着牙槽嵴的吸收，上下颌骨逐渐失去原有的形状和大小。

1. 牙槽嵴的萎缩　牙槽嵴的吸收速度与缺失牙的原因、时间及骨质致密程度有关，由牙周病引起的牙列缺失往往在初期牙槽嵴吸收就很明显。由龋病、根尖病引起的牙拔除，往往根据病程持续时间长短、拔牙难易程度不同，造成缺牙局部的牙槽嵴萎缩程度不同。单纯拔牙引起的骨吸收显著少于拔牙后作了牙槽嵴修整术者。

2. 牙槽嵴的吸收时间　牙槽嵴的吸收速度在牙缺失后前 3 个月最快，大约 6 个月后吸收速度显著下降，拔牙 2 年后吸收速度趋于稳定。

3. 牙槽嵴的吸收方向　牙槽嵴吸收多少与骨质致密程度有直接关系，上颌骨外侧骨板较内侧骨板疏松，而下颌骨内侧骨板较外侧骨板疏松。所以，上颌牙槽嵴的吸收方向为向上、向内，因此上颌骨的外形逐渐缩小。下颌牙槽嵴的吸收方向是向下、向外，与上颌骨相反，结果使下牙弓逐渐变大，面下 1/3 距离也随之变短，上下颌骨间的关系亦失去协调，甚至可导致颞下颌关节改变和功能紊乱。从总的趋势看，上下颌前牙区吸收比较明显，而后牙区、腭穹窿、上颌结节、下颌磨牙后垫的改变最少。

4. 牙槽嵴的吸收与义齿修复关系　牙槽嵴的持续吸收不仅与患者全身健康状态和骨质代谢有关，而且与义齿修复与否及修复效果好坏有关。未作全口义齿修复者，由于上下颌骨得不到足够的功能刺激，使破骨细胞和成骨细胞的活力失去平衡，其牙槽嵴萎缩程度较义齿修复者严重。同理，如果全口义齿不作必要的修改，或不进行周期性更换以适应牙槽嵴的持续吸收，则在行使功能时义齿处于不稳定状态，可导致剩余牙槽嵴吸收加快。一般情况下，全口义齿使用 3～4 年应当进行调𬌗与重衬，使用 7～8 年应当重新修复。

（二）软组织的改变

1. 面容改变　由于牙槽骨的不断吸收，与之相关的软组织也发生相应的位置变化，如附着在颌骨周围的唇颊系带与牙槽嵴顶的距离变短，甚至与牙槽嵴顶平齐，前庭沟及口底深度变浅，致使口腔前庭与口腔本部无明显界限。唇颊部因失去硬组织的支持，向内凹陷，上唇丰满度降低，面部皱褶增加，鼻唇沟加深，口角下陷，面下 1/3 距离变短，面容明显呈衰老状。

2. 其他异常　由于肌张力平衡遭到破坏，失去正常的张力和弹性，易导致疼痛和压伤。

由于牙列缺失，舌失去牙的限制而伸展扩大，如久不作全口义齿修复，不但可造成舌形态的改变和功能异常，且可导致舌与颊部内陷的软组织接触，使整个口腔为舌所充满，有的患者还出现味觉异常和口干等现象。

（三）颞下颌关节的改变

牙列缺失后，由于失去天然牙咬合的支持与限制，颌间距离变短，髁状突可发生异位，咀嚼肌失去正常张力，改变了下颌的正常生理位置，可导致耳鸣、关节弹响、疼痛、开闭口运动异常等症状，严重的会引起颞下颌关节疾病。

二、无牙颌的解剖标志

牙槽嵴是自然牙列赖以存在的基础。牙列缺失后牙槽突逐渐吸收改建形成牙槽嵴。其上覆盖的黏膜表层为高度角化的鳞状上皮，黏膜下层与骨膜紧密相连，故能承担较大的咀嚼压力。上下颌牙槽嵴将整个口腔分为内外两部分：口腔前庭与口腔本部。

（一）口腔前庭

口腔前庭位于牙槽嵴与唇、颊侧黏膜之间，为一潜在的间隙。黏膜下为疏松的结缔组织，全口义齿的唇、颊侧基托在此区内，在不妨碍唇、颊肌活动的情况下应尽量伸展到黏膜反折皱襞，以保证基托边缘的封闭。此区内从前向后有下列解剖标志：

1. 唇系带　位于口腔前庭内相当于原中切牙近中交界线的延长线上，为扇形或线形黏膜皱襞，是口轮匝肌在颌骨上的附着部。因此，全口义齿的唇侧基托在此区应形成相应的切迹，以免妨碍系带的运动而影响义齿固位。

2. 颊系带　位于前磨牙根部，是提口角肌的附着处，附着在牙槽嵴顶的颊侧，呈扇形，数目不定，较唇系带宽而扁。上下颌左右两侧均有颊系带，将口腔前庭分为前弓区和后弓区，颊系带之间为前弓区，颊系带之后为后弓区。全口义齿的颊侧基托在此部位也应形成相应的切迹。

3. 颧突　是位于后弓区内相当于左右两侧上颌第一磨牙根部的骨突，有颊肌附着，表面覆盖薄的黏膜，与之相应的基托边缘应做缓冲，否则会出现压痛或使义齿以此为支点前后翘动。

4. 上颌结节　是上颌牙槽嵴两侧远端的圆形骨突，深层有颊肌附着，表面有黏膜覆盖。颊侧多有明显的倒凹，与颊黏膜之间形成颊间隙。上颌义齿的颊侧翼缘应充满在此间隙内。

5. 颊侧翼缘区　位于下颌后弓区，在下颌颊系带与咬肌下段前缘之间。当下颌后部牙槽嵴吸收较平时，该区又称颊棚区，此区面积较大，骨质致密。当牙槽嵴吸收严重时，此区较为平坦，义齿基托在此区内可有较大范围的伸展，可承受较大的𬌗力，起支持作用，并有稳定义齿的作用。

6. 远中颊角区　位于咬肌前缘颊侧翼缘区的后方。因受咬肌前缘活动的限制，义齿基托边缘不可伸展过多，否则会引起疼痛，咬肌活动时会使义齿上升松动。

（二）口腔本部

口腔本部在上下牙槽嵴的舌侧，上为腭顶，下为口底。口腔本部是食物进入食管的必经之路，也是舌运动的主要空间。本区的解剖标志有：

1. 切牙乳突　位于上颌腭中缝的前端，上颌中切牙的腭侧，为一梨形或卵圆形，或不规则的软组织突起。因此，覆盖该区的义齿基托组织面需适当缓冲，以免压迫切牙乳突。切牙乳突是排列上颌中切牙的参考标志：两个上颌中切牙的交界线应以切牙乳突为准；上颌中切牙唇面距切牙乳突中点前 8～10mm；上颌两侧尖牙牙尖顶的连线应通过切牙乳突中点前后 1mm 范围内。当牙列缺失后，上颌骨唇侧骨板吸收较多，使切牙乳突平均向前移约 1.6mm。因此，上颌前部缺牙较多的病例，上颌两侧尖牙牙尖顶间的连线应位于切牙乳突后缘。

2. 腭皱 位于上颌腭侧前部腭中缝的两侧，为不规则的波浪形软组织横嵴，有辅助发音的作用。

3. 上颌硬区 位于上腭中部的前份，骨组织呈嵴状隆起，又称上颌隆突。表面覆盖的黏膜甚薄，故受压后易产生疼痛。覆盖该区的基托组织面应适当缓冲，以防由此而出现的义齿左右翘动、折裂及压痛。

4. 腭小凹 腭中缝后部的两侧，软硬腭连接处的稍后方，为对称并列的两个小凹，左右各一个。上颌全口义齿的后缘应在腭小凹后 2mm。

5. 颤动线 位于软腭与硬腭交接的部位。当患者发"啊"音时此区出现轻微的颤动现象，也称"啊"线。颤动线可分为前颤动线和后颤动线。前颤动线在硬腭和软腭的连接区，约在翼上颌切迹与腭小凹的连线上。后颤动线在软腭腱膜和软腭肌的交接处。前后颤动线之间可稍加压力，作为上颌义齿后缘的封闭区，称后堤区。此区宽 2～12mm，平均 8.2mm，有一定的弹性，能起到边缘封闭作用。后堤区可分为三种类型：第一类，腭穹窿较高，软腭向下弯曲明显，后堤区较窄，不利于固位；第二类，腭穹窿较平坦，后堤区较宽，有利于义齿固位；第三类，腭部形态介于第一类和第二类之间，亦有利于义齿固位。

6. 腭穹窿 呈拱形，由前 2/3 的硬腭和后 1/3 的软腭组成。在硬腭前 1/3 处覆盖着高度角化的复层鳞状上皮，其下有着紧密的黏膜下层附着，可以承受咀嚼压力。硬腭后 2/3 含有较多的脂肪和腺体，腭中缝区为上颌隆突。腭穹窿的形态可分为高拱形、中等形及平坦形三种。

7. 翼上颌切迹 在上颌结节之后，为蝶骨翼突与上颌结节后缘之间的骨间隙。表面有黏膜覆盖，形成软组织凹陷，为上颌全口义齿两侧后缘的界线。翼上颌切迹也是上颌后部口腔前庭与口腔本部的交界处。

8. 舌系带 位于口底的中线部，是连接口底与舌腹的黏膜皱襞，呈扇形，动度较大。下颌全口义齿舌侧基托在此部位应形成切迹。

9. 舌下腺 位于舌系带的两侧，左右各一，在下颌骨舌面的舌下腺窝内。舌下腺区可随下颌舌骨肌的运动上升或下降。故与此区相应的义齿舌侧基托边缘不应过长，否则舌运动时易将下颌全口义齿推起。

10. 下颌隆突 位于下颌两侧前磨牙根部的舌侧，向舌侧隆起。下颌隆突个体差异显著，隆起程度不同，形状、大小也不等。表面覆盖的黏膜较薄。与之相应的基托组织面应适当缓冲。过分突出的下颌隆突，其下方形成显著的倒凹，需施行手术修整后再制作全口义齿。

11. 下颌舌骨嵴 位于下颌骨舌面的后部，从第三磨牙斜向前磨牙区，由宽变窄。下颌舌骨嵴表面覆盖的黏膜较薄，其下方有不同程度的倒凹。覆盖此区的基托组织面应适当缓冲，以免产生压痛。

12. 舌侧翼缘区 舌侧翼缘区是与下颌全口义齿舌侧基托接触的部位，舌侧翼缘区后部是下颌全口义齿固位的重要部位，此区基托应有足够的伸展。

13. 磨牙后垫 是位于下颌最后磨牙牙槽嵴远端的黏膜软垫，呈圆形、卵圆形或梨形，覆盖在磨牙后三角上，由疏松的结缔组织构成，其中含有黏液腺。下颌全口义齿后缘应盖过磨牙后垫 1/2 或全部。磨牙后垫稳定，很少有吸收，因此可作为指导排列人工牙的标志。从垂直向看，下颌𬌗面应与磨牙后垫的 1/2 等高。从前后向看，下颌第二磨牙应位于磨牙后垫前缘。从颊舌向看，磨牙后垫颊面、舌面向前与下颌尖牙的近中面形成一个三角形，一般情况下，下颌后牙的舌尖应位于此三角形内。

（潘夏薇 纪 晴）

第三章　口腔美学基础知识

第一节　口腔医学美学基础知识

一、口腔医学美学概念

美学是主要研究美和人的审美意识的本质特征和规律的一门学科。说它古老，是因为人类的审美实践源远流长，审美意识早已产生；但美学作为一门独立的学科又显得尤为年轻。我国古代缺乏专门研究美学的理论专著，西方的美学思想进入中国也是在明末清初。美学随着人类物质文明与精神文明的进步而发展，其核心内容即美与审美，是客观与主观的统一，形式与内容的统一，自然和社会的统一，艺术和哲学的统一。口腔医学美学是口腔医学与美学交叉和结合的边缘学科，始于20世纪20年代的美国"好莱坞牙医学"，以后逐步走向世界，形成了西方的美学牙医学学科。同时，口腔医学美学又是医学美学中一门具有直接实践性的应用分支，是在研究维护、塑造口腔颌面部健美的创造性活动中，体现出来的一系列医学美学现象和医学审美规律的科学。

二、口腔修复美学研究内容

口腔修复美学是研究用人工材料，制作符合生物体要求的精美修复体，以恢复人体颌面部、口腔、牙齿等组织的完整性和生理功能。因此，口腔技师工作者必须掌握口腔颌面部、牙齿等组织的解剖学特点，以及美学的基本原理和知识，才能设计和制作出满足患者生理和心理需求的美学修复体。

1. 颌面部美学　口腔颌面部的美学形态是决定自然人容貌美观与否的重要因素。尽管人的社会审美是多样化的，随时间和环境变化，并受到人的主观心理和教育影响，但是作为口腔美学修复的工作者只有了解口腔颌面部的生理解剖结构特点和特征，才能用艺术化的手法结合相应的材料再造其自然形态。

世界各国均认为"瓜子脸""鹅蛋脸"是最美的脸形，从标准脸形的美学标准来看，面部长度与宽度的比例为1.618∶1，这也符合黄金分割比例。我国古代用"三庭""五眼"作为五官与脸形相搭配的美学标准。在面部正中作一条垂直轴线，通过眉弓作一条水平线、通过鼻翼下缘作一条平行线，两条平行线将面部分成三个等份：从发际线到眉间连线、眉间到鼻翼下缘、鼻翼下缘到下巴尖，上中下恰好各占1/3，谓之"三庭"。如将面部正面纵向分为五等份，以一个眼长为一等份，整个面部正面纵向分为五个眼之距离。即眼角外侧到同侧发际边缘，刚好一个眼睛的长度，两个眼睛之间也是一个眼睛的长度，另一侧到发际边缘是一个眼睛长度,这就是"五眼"。人的脸型正面面型分为方形、尖形、方尖形和卵圆形四种基本面型,侧方面部轮廓为直面型凹面型和凸面型。瞳孔连线应该与水平面平行并且垂直于面中线,瞳孔连线应该与口角线和前牙美学平面平行。

2. 微笑的美学设计　　微笑是人类特有的情感表达方式,它可以超越语言、文化、种族、年龄和性别等差异。同时微笑又能被广泛地理解和认识,如在社交中,给人的第一印象通常是取决于微笑。这说明微笑是一种极具感染力的表情,并给人留下深刻的印象。所以,应以更加深入透彻的角度去理解、分析和设计完美的微笑,并用艺术的角度将微笑加以概念化的认识。构建一个口腔美学修复治疗计划时,首先需要设立明确的目标或标准来衡量美学治疗的成功。

迷人的微笑线是一个美观微笑的重要指征。微笑线可以当作沿着上颌前牙切端的一条假想曲线。理想的牙齿排列上,这条线应该与下唇微笑时的弧度一致,中切牙稍微比尖牙长一点。如果在前牙的美学平面上中切牙看起来比尖牙短一点,就会呈现出不美观的情况,且有"增龄"作用。中切牙高度约为 1/16 的面高,其宽高比为 4:5 或 0.8:1,中切牙宽度的理想范围是高度的 75%~80%。如果上、中切牙可以接触到下唇则被认为过长,会导致"F"和"V"发音不良。

唇的分析是另一项重要的软组织指征,有助于评估颌面部组织并构建微笑设计。美学微笑设计中包括牙齿、牙龈、口唇三者的关系:牙齿就像一幅画,牙龈是装饰画的边框,口唇则是开启这幅画的窗帘。上下唇和下颌牙齿是能运动的,牙齿和牙龈的形态可以通过牙科医生来改变,这就要求口唇、牙龈、牙齿之间有一个和谐一致的比例关系,才能给人以愉快的微笑。理解唇部静止和运动状态下的形态可以有利于达到患者的期望,并确定成功的标准。嘴唇的形态学有宽度、丰满度和对称性三个方面需要考虑,嘴唇的宽度决定微笑的宽度。

3. 牙龈美学　　随着现代社会人们对美观重视程度的不断提高,患者不仅要求拥有一个功能良好的牙列,还希望拥有令人满意的龈"红"齿"白"相间的外观。随着年龄的增长,由于磨损等因素的作用,牙齿失去了原来理想的"黄金分割"比例(长:宽 = 1.6:1),影响了美观,但这一理想的比例可以通过牙冠延长术得以再现。

龈缘线的形态在前牙区是美学的重要参数。在上颌中切牙至尖牙区,龈缘线呈现从远中向中线的抛物线型,其最高点一般位于龈中点线偏远中,在下前牙通常位于牙齿的中线上。在牙齿位置和排列正常的情况下,上颌中切牙的牙龈缘顶点的位置对美观的影响最大。上颌前牙同名牙的龈缘线应左右对称,尤其是两个中切牙龈缘的对称性在决定上颌牙列美观方面起着重要的作用。侧切牙龈缘高度的变化及其远中部位牙龈缘的对称性对美观也很重要,但少许的不对称性对美观影响较小。

龈乳头呈锥形,充满外展隙,龈乳头一般从牙邻间隙向临床牙冠切端伸展达冠长度的1/3,在邻面的龈缘线与釉牙骨质界的形状一致,所有牙龈的外形呈薄的扇贝状。上颌牙龈乳头水平从尖牙到中切牙逐渐靠近牙齿切缘侧。牙龈乳头顶点位置的高低主要取决于牙齿邻面的突度和牙齿间的邻接情况,一般情况下牙齿间距小的部位顶点较高,当牙齿间距不足0.3mm 时,会由于缺少牙间牙槽骨的支持而出现牙龈乳头缺失的情况,而当牙齿间距过大时又会因为牙龈乳头变得扁平而导致牙齿间存在较大的间隙,影响前牙美观。

4. 牙与牙列美学

（1）牙齿颜色：由于牙釉质是一种不均匀的半透性物质，光线照射到牙齿表面上除了发生反射和吸收外，还发生透射、漫反射等复杂光学现象，人眼睛看到牙齿的颜色因牙釉质半透性特性而具有立体质感，简单的色相、明度、彩度三要素还不能很好地表达牙齿的颜色，需要增加半透性表达。另外，由于牙釉质的半透性，一颗牙在口腔内的背景如牙龈颜色、口腔黏膜的颜色、皮肤颜色会更多地影响牙齿的颜色。牙齿的颜色随着年龄的增加逐渐变黄，是由于牙本质的沉积的厚度变大，牙髓腔减小，同时牙釉质表面半透性增加，导致淡黄色的牙本质颜色显露。

（2）牙齿形态：自然牙在牙弓的数目为28~32个，分为中切牙，侧切牙，尖牙，第一、二前磨牙和第一、二、三磨牙。各个恒牙的名称不同，其形态和功能均有差异，每个牙在牙弓内排列的位置和作用也有不同。切牙有类似刀刃的切嵴利于切断食物，尖牙顶端有牙尖用于撕裂食物，前磨牙和磨牙有2~5个牙尖，呈大小不一的立方体或长方体，有窝沟、边缘嵴和斜嵴等构成用于捣碎和研磨食物。各个牙齿形态结构与功能的有机结合产生了形态的美。

自然牙的表面具有凹凸不平的微观形态特征，特别是年轻牙齿，表面磨损少，牙齿表面有类似指纹样的纹理，不同粗糙度的表面纹理可引起牙齿表面光线反射和折射的变化，从而导致牙齿颜色特别是明度的变化有所差异。不同年龄、牙位，不同的釉质发育硬度，都会有不同的表面粗糙度和光泽度。同一颗牙齿随着年龄的增长，牙齿表面渐渐发生磨损，表面粗糙度降低，表面光泽度增加，因镜面反射效应牙齿的明度增加。上前牙唇面比下前牙唇面更突出，发生磨损的机会更多，同一牙弓中位置内陷牙比外凸牙较少磨损。

中切牙的外观形态一般与面型相互协调，临床牙冠的形态也可以分为方形、尖形、方尖形和卵圆形。中切牙的高度一般为10mm，而宽度是高度的75%~80%，上前牙从中线观察可以看到，中切牙的宽度通常为侧切牙的1.6倍（接近于黄金比例的1.618：1）。除此，牙齿的边缘嵴是保证牙龈及龈乳头健康自然的形态，竖嵴是恢复牙齿的轮廓，这一原则可作为修复治疗标准恢复的有效定位，而中切牙在定位中起到了决定性的作用。侧切牙的形态与性别关系较大，男性侧切牙颈部较宽，切端较直，整体形态接近方形；女性侧切牙颈部较窄，切端圆润，形态似尖圆形。尖牙代表个性，牙尖长而锐者在男性可衬托其彪悍、强壮，在女性可衬托其机智、灵活；尖牙短而钝者在男性可衬托其老实、憨厚，在女性可衬托其温柔、贤惠。

（3）牙齿排列：微笑设计中牙齿的排列十分重要，其关键元素以上颌中切牙之间的中线为中心，因为它联系了颌面部和牙弓。正面观，前牙的长轴有向中线倾斜的趋势，并且从中切牙到尖牙逐渐明显。同时，后牙的轴线倾斜展现出与尖牙同样的倾斜方向，这在视觉上产生一种层次感，看起来越向后牙齿越小。同时中切牙、侧切牙、尖牙宽度之比也符合"黄金分割"，为1.618：1：0.618。在牙齿排列的美学设计中，嘴唇和牙齿产生了另一个需要被考虑的美学区域，微笑时口角之间的区域和上颌牙齿的表面（特别是两个前磨牙和第一磨牙）构成了颊侧间隙，这一区域越大越明显，后部的牙齿就越隐蔽，并限制了微笑的宽度。一个完整、对称的颊侧间隙是美观微笑中一个重要的元素，颊侧间隙不能被完全除去，因为一点阴影会给微笑提供了一些深度。两个前磨牙垂直时，可显得微笑迷人；如果过于向腭侧倾斜，则颊侧阴影加大，微笑时往往显得缺乏魅力。

微笑线是沿着四个上颌切牙切缘画的一条假想线,也是产生愉悦微笑最重要因素之一。该线在微笑时需与下唇内缘同位或平行,左右对称。女性的微笑线多与下唇曲线重合,曲度较大。男性微笑线多呈直线型。

三、色彩与口腔美学

1. 色彩的三要素 人类色彩感知包括以下四个方面的内容:光源、物体、眼睛和大脑。光源发出具有一定波长的可见光照射到物体上,部分波长的光被吸收,部分光被反射到周围环境中,反射光进入眼睛后被视觉系统感知,也就是眼睛看到物体的颜色。感觉颜色的过程主观性很强,颜色以视觉和情感表现出来,不同个体看同一物体可能有不同的感觉,仅靠视觉很难得出相同的颜色感觉。很多因素影响个体对颜色的视觉:如光线条件、背景、色觉缺陷、双眼不一致、视疲劳、年龄、营养、药物和其他生物因素等。例如:同一个苹果分别放在白炽灯、荧光灯和阳光等不同的光源下,人们看到的颜色不一样。颜色的三要素包括:

(1)色相:即色彩的名字,是不同色彩之间互相区分的本质特征,如孟塞尔表色系中的红、黄、绿、蓝、紫等。不同波长的光色相不同,用波长确定色相比较精确,但不易普及和交流,理论上有成千上万种色相,为了学习和交流方便,人为规定有限个色相名称,一般用国际标准色表标定。

(2)明度:又称亮度,指色彩的明暗程度,同一个色相可以因不同明度产生一系列的不同色彩,如红色:浅红、亮红、深红、暗红等。

(3)彩度:也称饱和度,或纯度,指某色彩内相同色相纯色所占的比例,表示色彩的强度和浓度等级。

2. 天然牙的光学特性 荧光性、乳光性、半透性。

(1)荧光性:牙齿(特别是牙本质)具有在紫外线的照射下发出可见光的特性,称荧光。荧光是一种重要的物质特性,现代牙科陶瓷中加入了稀有金属铈、铕、铯、锆、钒、铋等氧化物,让修复体产生荧光,荧光使修复体看起来和天然牙一样生动、自然。

(2)乳光性:指某些具有透光性的物质,对可见光谱中的短波产生散射,反射光呈淡蓝灰色、透射光呈橙红色的"宝石效应"。天然牙在直射光照射下,可见光中的蓝色波被釉质颗粒散射,白色牙齿显示淡蓝灰色外观,称蓝色乳光效应;透射光下,橙红色光穿过牙齿,牙齿呈现橙色乳光效应。荧光和乳光使天然牙具有鲜明的内在特色外观,现代牙科技术通过模仿荧光效应和乳光效应,使修复体更加逼真。

(3)半透性:牙齿是一种半透性物质,从切端向牙颈部,透光性渐渐降低,一般切端透光性最高,牙齿的生动性还要通过适当透光性来表达。不同个体、不同牙位、不同年龄阶段牙齿的透光性不同。若修复体透光性过低,外观会显得呆板无生机,若透光性过高,修复体看起来太灰暗。从美学角度选择修复材料,首先应该考虑牙齿的透光性,根据牙齿的透光性高低,选择透光性一致的修复材料。一般氧化锆和氧化铝瓷透光性较低,长石质瓷和玻璃陶瓷透光性较高。

3. 比色方法及注意事项

(1)比色板比色法:比色板比色法是最常用的牙齿比色和选色的方法。目前临床工作中有很多比色系统,如 16 色的 Vita Lumin Vacuum 经典比色板、26 色的 Vitapan 3D-Master

比色板、20色的义获嘉 Chromascop 比色板、19色的 Shofu Vintage Halo 比色板、42色的 Shofu NCC 比色板等。

Vita Lumin Vacuum 比色板共16个颜色，属于色相排序比色板，色相用字母 A、B、C、D 表示，彩度和明度合并，用数字表示，其色片分布是：

> A1、A2、A3、A3.5、A4　红棕色；
> B1、B2、B3、B4　红黄色；
> C1、C2、C3、C4　灰色；
> D2、D3、D4　红灰色。

这套比色板已经问世50多年，全世界应用最广。该比色板的缺点是色片数量太少，分布缺乏规律，能有效使用的色片更少。尽管如此，至今仍然广泛使用，主要原因之一是部分色片如（A2、A3）与天然牙具有非常好的适合性。1998年，新一代 Vitapan 3D-Master 比色板问世，在全世界范围得到越来越广泛的应用。Vitapan 3D-Master 比色板比 Vita 16色经典比色板色度范围广、排列更合理、更符合自然牙色度范围，共有26个色片，后来又增加了3个漂白色。整套比色板按明度、彩度、色相有规律地排列。每个色片名称包含三个内容，以 2L1.5 为例，左边数字"2"表示明度，中间字母"L"表示色相，右边数字"1.5"表示彩度。

（2）数码照相技术：近年来，随着数码照相和图像处理技术的飞速发展，牙齿比色领域迎来了全新的手段。采用专业单反相机直接拍摄患者口内的数码照片经过适当的标准化，可以提高数码照片色彩信息传递的真实性。数码照片经过标准化，口腔技师能够在技术室的计算机屏幕上看到与患者口中实际情况非常接近的牙齿彩色图像。数码照片可以通过互联网快速传递，使用方便、高效。

（3）比色注意事项

1）创造比色的中性环境，一般推荐灰色，窗户不能用有色玻璃。患者的口红应该擦去，艳丽的衣服用灰色巾遮盖，牙齿表面的烟斑、茶垢、结石等应该去除。

2）选择适合用于比色的光源，调节椅位使患者平躺，比色光源与牙面垂直，操作者位于牙椅头位正12点，视觉方向与牙面成45°夹角，并从不同的角度观察。比色板与自然牙尽量靠在一起，减少比色误差。

3）最好在术前比色，医生眼睛没有疲劳，患者牙齿处于湿润状态。对比色参照牙进行分析评估，如自然牙发育是否正常、是否为死髓牙、透光性评估、有无变色、有无充填物或修复体、牙龈颜色等。

4）选择明度时最好眯起眼睛，距离远一点，让少量的光线进入眼睛，视网膜上杆细胞对弱光刺激敏感，有利于明度的判断。有条件者，选定好比色板后与自然牙一起拍摄参考照片，以便上瓷，染色时参考自然牙的颜色。

四、口腔美学的医、技、患沟通

牙齿审美标准具有主客观双重性，同时又受到自身的教育背景、家庭和社会的影响。患者和医生对牙齿的审美观有时相同，有时则相反。美容牙科治疗失败的原因之一是与患者沟通失败。有时患者不满意自己的牙齿，但又说不出不满意在哪里；有时从技术上说，治疗非常成功，患者在治疗后亦非常满意，但过了一段时间，他才发现所要的并不是这种效果；有时医生和患者达成共识并制订了很好的治疗计划，但最后发现修复体制作不如意，以上主要是沟通不足造成的。沟通贯穿于牙齿美学修复治疗的全过程。

1. 医患沟通的基本技巧　首先，要倾听患者对牙齿美学修复治疗的要求、目的，并从交谈的信息中判断出他们的需要。其次，建立和谐的医患关系，互相坦诚、信任。最后，要让患者理解修复治疗过程中可能出现的利弊，减少治疗中的阻力。交谈要诚恳，必须根据现有的医疗技术水平和材料科学的发展，客观地评价现有治疗方案的利与弊，给患者提供选择。

（1）沟通的内容：客观评估在现有的医疗技术水平情况下，新制作的修复体能否满足患者的需求。可恰当地评估原有的修复体，尽管按照现在的技术水平和修复材料的发展，这些修复体已经过时，但在当时也许是患者和医生最好的选择。注意不要当着患者面直接批评之前制作的义齿。这不仅是因为对同行所做义齿妄加评论易给患者造成抬高自己、贬低他人的不良印象，同时，不利于同行之间的团结，还有可能诱导患者对新义齿产生过高的、不切实际的期望。应实事求是地告诉患者，何处可改进，何处不能做到，确保患者对现有医疗技术和所用材料的知情权。

另外，让患者参与制订治疗计划，根据患者的具体情况以及患者的要求制订出合理的治疗计划。对一些预计较难处理的问题应事先向患者说明，同时还要说明治疗的时间、费用及预后情况。如有几种修复方案，应让患者权衡并做出最终选择。

（2）沟通的语言：语言是人类交流思想的工具，医生应注意与患者交流时的语言艺术。医生的语言应准确明了，通俗易懂；还应根据患者的性格特点寻找合适的交流切入点，可以和他们谈谈感兴趣的事情，一方面可以缓解患者紧张的情绪，使其更能准确表达就诊的目的和要求，同时也可以拉近医患之间的距离，做到"看一个病人交一个朋友"，只有这样，才有利于医患之间的沟通。对于治疗过程中可能出现的问题，患者也会予以充分理解，有助于相互配合并愉快地完成修复治疗。

2. 医技沟通的基本技巧　口腔医生和技师之间保持紧密的联系、保证良好的沟通是整个口腔美学治疗团队技术成功的关键。如果口腔医生对整个口腔修复体制作室的操作流程没有全面的了解，并且缺乏一定的经验，治疗就不可能达到满意的效果。如果口腔医生愿意花时间去深入了解口腔修复体制作室的工作，就可以很好地理解技术的适用性和材料的局限性，由此来作出更好的临床决策。因此，口腔医生对整个修复体工艺流程的积极参与显得极其重要。只有这样，口腔医生才能理解技术局限性，并在生物功能因素和美学需要之间作出权衡。同样的，如果口腔技师不理解和尊重医生的临床需要和治疗原理，也得不到满意的治疗效果。

美学修复体中比色的要求和选择十分复杂。由于修复体需要仿真天然牙齿的色泽，其信息量巨大，口腔医生和技师都意识到进行比色的选择非常困难。对于二者来说，对色彩学原理和陶瓷内部及表面染色方法应用的全面理解十分重要。可以使用一张允许对牙齿颜色进行多重比色标记的图表，来标记牙颈部的颜色、切端的颜色以及其他一些个性化的特征。一个单独有关于颜色明度和亮度的条目选择同样有很大的作用。口腔医生应当使用与技师所用的陶瓷相匹配的比色板进行比色。有时，用简单比色板比色很难选到相匹配的颜色时，就应当使用选择较多的比色板或者比色分布图。口腔医生应当具有优异的色彩辨别选择技能，并能将其用文字表述到一张足够详尽的图表上，以供技师完美复制出与此相应颜色的修复体。很显然，这需要口腔医生和技师紧密合作和沟通，当然，有时也需要试验性的陶瓷烧结来验证所需要的颜色。

比文字化的颜色信息更实用的选择，是应用光固化树脂着色剂做成的颜色定制标签。可以选择颜色最接近的标签，然后通过加一些流动树脂的方法进行一定的修改。当颜色完全匹配后，将树脂光固化，然后将标签送往口腔修复体制作室。技师就可以获得更加直观的印象，将制作的修复体与其对比，并做出一些调整，以保证美学修复体制作成功率。目前市场上开发了有一些比色测量的设备，如色度仪、分光光度计和数字化摄像设备，虽然研究表明，与不同的比色板相比，这些技术的可靠性和可复制性尚不确定，但仍值得期待。总的来说，颜色测量的可复制性在实验室条件下比在口腔内更佳，口腔内牙齿或修复体的颜色受到邻牙、牙龈、口唇等诸多因素的影响，应综合考虑。如果牙齿美学修复的要求很高，或者很难通过上述方法进行，那么，比色选择应当有美学修复体制作人员的共同参与。牙科医生要求技师帮助进行比色选择并不是技师的工作范畴，这需要技师与医生进行协商，同时要遵守医生的书面技工单。需要特别指出的是，不管是口腔医院、口腔诊所还是口腔修复体制作室的比色选择，都需要口腔医生给患者专业意见的前提下，通过医生、患者和技师的共同讨论，最终由患者做出选择。

第二节 口腔美学修复

一、固定义齿的美学修复

1. 贴面的特点 贴面作为微创美学修复的首选方案已广泛应用于前牙美学修复中，主要材料为复合树脂和陶瓷，这两种材料在临床使用中各有其优缺点。陶瓷主要用于唇侧贴面，陶瓷制作前牙贴面可采用染色技术和表面饰瓷技术，制作与自然牙颜色一致的修复体；可切削瓷-树脂复合体主要用于前牙腭侧贴面和夜磨牙患者的咬合面贴面。

2. 金属烤瓷固定修复体的特点 将金属的强度和瓷的美学性能完美地结合在一起，是目前常用强度最佳的美学修复体，主要用于固定桥的修复。但由于其基底结构是不透光的金属，光线不能在基底结构中传导，使制作的修复体缺乏天然牙活力。同时，烤瓷合金中的金属离子不仅能使瓷修复体产生褪色，而且部分患者对金属成分（镍等）有过敏反应。前牙固定桥的桥体为了美观需要尽可能采用卵圆型桥体，桥体与固位体之间的龈外展隙和切外展隙在保证连接体强度的基础上，应尽可能模仿自然牙的形状，切勿压迫牙龈乳头。固位体的龈边缘终止线应清晰、光滑连续，不能呈锯齿状边缘。修复体的边缘终止线和预备体的边缘终止线应完好对接，无悬突，以保证修复后的牙周组织健康。

3. 全瓷固定修复体的特点 陶瓷材料具有极佳的生物相容性、优良的耐腐蚀性和耐磨损性，尤其是独特的美学性能是金属材料和其他高分子材料无法比拟的。但陶瓷材料脆性大，加工工艺复杂，限制了其临床应用。因陶瓷材料的组成成分不同，其强度和半透性差异较大，强度高的材料光半透性较低。因而在前牙全瓷美学中，医生应了解所选用陶瓷材料的光学性能，针对不同的牙齿特点选择全瓷修复体的类型。常用牙科陶瓷透光性：IPS-Empress玻璃陶瓷＞Vita MarkⅡ玻璃陶瓷＞E.max玻璃陶瓷＞Procera氧化铝陶瓷＞高强度氧化锆陶瓷和氧化铝渗透陶瓷。另外，临床研究发现全瓷修复体的失败主要发生在固位体与桥体的连接处，因此，全瓷修复体所要求的连接体面积比金属烤瓷桥大，故明确诊断、正确选择适应证、合理设计支架对于全瓷修复体的成功至关重要。

二、可摘义齿的美学修复

1. 可摘义齿人工牙的选择 应选择与患者邻牙大小、色泽相同的瓷牙或复合树脂牙；当多个前牙缺少时，牙齿的大小、色泽应充分考虑患者的年龄、性别、皮肤、面型、职业，以及患者的意愿，进行合理科学的选择。牙齿的排列在参考牙弓外形、咬合状态时，更要参照患者原有的外形结合其照片进行排牙，并在口内进行试戴，患者满意后才能进行下一步制作。

2. 可摘义齿基托的设计 要恢复缺牙区软硬组织的外形，并与口腔周围的组织功能相互协调。唇侧基托磨光面形成牙齿根形和口轮匝肌的外形，腭侧形成合理的有利于发音的腭皱襞；同时，基托的面积在满足固位和稳定作用下应尽可能让患者感觉舒适。基托的颜色应与患者的黏膜颜色相似，可采用复合树脂表面染色技术，做到以假乱真的美学效果。

3. 可摘义齿固位体的设计 应尽量不影响美观，1～2颗前牙的缺失可以采用与黏膜色泽类似的弹性基托材料制作的基托及卡环进行固位。金属卡环型固位体设计应尽可能采用I杆，半T型卡环；也可利用残根、残冠设计成套筒冠或双套冠的固位体，其外冠表面再进行烤塑修饰金属的颜色。在前牙的卡环型固位体设计时尽可能避免采用正型卡环设计。同时，可摘义齿连接体的设计在保证足够的强度条件下，应尽可能舒适、优美。

三、全口义齿美学修复

随着物质生活水平的提高，无牙颌患者追求更加美观的全口义齿。他们不仅要求义齿的人工牙排列个性化，而且要求选择与天然牙颜色相近的人工牙和具有生命力的牙龈色调。在这之前，人工牙个性化排列的义齿极为少见，这是因为许多老年患者要求大众化的牙齿排列和颜色。但是，如今那些身体健康、追求积极生活、精神活跃和具有个人价值观的老年患者，往往需要与其生活方式和自身个性相适应的个性化义齿。因此，必须重新审视全口义齿的美学要求，从而满足众多无牙颌患者的不同需求。

所谓个性化义齿修复就是超越过于刻板的排牙方式，参照患者千差万别的具体情况，对前牙的大小、形态、颜色进行与面部诸特征相协调的选择，并对前牙的排列方式做适当调整，模拟天然牙列常见的欠整齐状态或微小缺陷，使人工牙列形似真牙的自然、逼真，并体现出患者的各自个性，既满足功能恢复，又增进美观的"回复自我"的特殊要求。如在牙齿颜色、牙龈颜色和根端外形上体现年龄的特征美；在侧切牙牙齿外形选择和切牙切端调改上体现性别美；最后，全口牙齿也要兼顾患者的职业特点和生活的人群特点，满足社会特性的美学需求。

1. 个性化的排列 在人工牙的选择时，必须参照患者的面型、皮肤颜色和患者微笑露齿的照片进行选择；上颌中切牙排牙时应参考切牙乳头位置，尖牙参考第一对腭皱襞的位置确定，侧切牙则根据两者的间隙大小排在中间，形成个性化的排列。上颌前牙排好后，如条件许可，应在临床进行试戴，根据患者的要求调整大小、位置和倾斜方向，同时确定其唇侧丰满度。上颌前牙排列好后，先确定下颌尖牙的位置，下颌尖牙排在上颌侧切牙和尖牙的下方。当下颌尖牙位置确定后再参照磨牙后垫的高度和旁氏线的位置，正确排列下颌后牙。在人工牙的位置排列好后，根据牙槽嵴的高度，使全口义齿蜡基托的磨光面成型。

2. 个性化牙龈 当义齿被看作提升患者自我形象的辅助品时，人工牙龈和牙齿的个性化特征就显得十分重要。为了使全口义齿看起来更加自然、逼真，口腔技师应能够选择出匹配每一位患者生活方式的牙龈颜色,用个性化的牙龈来满足每一个患者不同的美学需求。目前牙科材料的发展已经能够满足并确保个性化牙龈仿制成功,技师需要掌握这种技术以体现患者牙龈的个性美。

在全口义齿人工牙选择和排列上,体现个性美;在牙齿颜色、牙龈颜色和根端外形上,体现年龄的特征美;在侧切牙牙齿外形选择和切牙切端调改上,体现性别美;最后,全口牙齿也要兼顾患者的职业特点和生活的人群特点,满足社会特性的美学需求。

四、种植义齿的仿生美学修复艺术

在牙列缺损的美学修复中,通过种植体建立长期预后良好的美学效果是最为重要,同时也是最具挑战的。口腔美学修复的目的在于消除或减轻软硬组织缺陷并获得最佳的美学效果,也就是患者感到"形象美观或满意",同时医生评估修复后患者口内解剖结构是否良好,咀嚼、语音、吞咽系统功能是否完善。为了获得上颌前牙"美学区域"理想的修复效果,应当考虑其特定的解剖结构、如何手术及种植成功的标准。种植体放置之前,常规需要技师将研究模型上𬌗架,制作符合患者美学要求的诊断性蜡型,拍摄临床照片。此外,还要制作放射导板,该导板应当描绘出诊断性蜡型的影像学轮廓,尤其是颊舌侧理想的釉牙骨质界位置,患者在拍摄 CT 时应当佩戴该导板。通过放射导板来评估 CT 检查结果,从而分析美学位点的基础条件。近年来,随着口内扫描技术的发展和锥形束 CT(CBCT)扫描精度的提高,临床上也可以将两者结合在一起,制作以修复为导向的美学修复种植导板,辅助外科医生进行种植体的植入。

在前牙区进行单个修复时,需要进行个性基台的制作。对于薄扇型牙龈,其基台材料应选用全瓷材料或合金,避免基台穿龈时显露出银灰色的暗影而影响美观。修复体的制作尽可能采用全瓷材料,进行艺术化的仿生制作。多个前牙缺失并伴有前牙区软硬组织缺损时,此时的种植修复往往需要用修复体恢复缺损的上颌前牙区软硬组织,此时,技师通过医生的研究模型进行诊断性排牙,在口内试戴后,再讨论修复体的设计制作方案。用仿生性材料,如烤塑材料或全瓷材料,模仿牙龈组织的形态和颜色。在人工牙颈部雕刻出牙龈自然的波浪形曲线之美。同时根据患者的年龄、性别呈现出牙根的基本外形所形成的起伏美感,以及牙根颈部牙龈缘处时隐时现的朦胧美感。牙龈乳头的自然形态应有丰满和舒展有力的外形,刻画老年人牙龈乳头时,可模拟出点彩减少、牙龈萎缩、失去弹性之感。

上颌前牙区牙列缺损的美学修复是技师面临的最大挑战。采用什么方法、什么材料、何种技术、何种工艺进行缺失牙的美学和功能重现依赖于口腔医师和技师的科学知识和艺术功底,以个性化的科学思维方式来完成修复体的整体设计,再以仿生修复的工艺和技巧完成修复体的制作才能满足每位患者独特的生理和心理需求。

(骆小平 张 蕾)

第四章　口腔修复学的基本理论知识

第一节　固定修复的知识

一、牙体缺损的修复治疗

（一）牙体缺损的修复治疗原则

1．牙体缺损的定义　牙体缺损是牙科的一种常见病和多发病，其发病率为 24%～53%。其是指由于各种原因引起的牙体硬组织不同程度的破坏、缺损或发育畸形，表现为牙体失去了正常的生理解剖外形，造成正常牙体形态、咬合及邻接关系的破坏，对咀嚼、发音、美观以及牙髓、牙周组织，甚至对全身健康等可产生不同程度的不良影响。

2．牙体缺损的病因　牙体缺损最常见的原因是龋病，其次是外伤、磨损、楔状缺损、酸蚀和发育畸形等。

（1）龋病：龋病是由于细菌作用造成牙体硬组织脱矿和有机物分解，缺损的大小、深浅及形状均可不同，轻者可表现为脱钙、变色、龋洞形成，严重者可造成牙冠部分或全部破坏，形成残冠、残根。

（2）牙外伤：由于意外撞击或咬硬物等造成的牙体缺损称为牙折，前牙牙外伤的发病率较高。由于外力大小、受力部位的不同，造成缺损的程度也不同。轻者表现为切角或牙尖局部小范围折裂，重者可致整个牙纵折、斜折、冠折或根折。死髓牙、隐裂牙等牙体自身强度下降，在正常咬合力作用下也可引起牙折。

（3）磨损：牙齿在行使咀嚼功能时产生生理性磨耗，由于不良咀嚼习惯或夜磨牙等可造成病理性磨损。磨损较严重者，可出现牙本质过敏、牙髓炎或根尖周炎等症状，全牙列重度磨损可造成垂直距离降低，导致咀嚼功能障碍，影响美观，甚至引起颞下颌关节功能紊乱症。

（4）楔状缺损：又称牙颈部非龋性缺损，病因有磨损、酸蚀、应力等因素，一般发生在牙唇面、颊面的牙颈部釉牙骨质交界处，形成两个斜面组成的楔形缺损。常伴有牙龈退缩、牙本质过敏等症状，严重者可使牙髓感染、牙髓暴露，甚至引起牙横折。

（5）酸蚀症：牙齿长期受到酸雾和酸酐的作用而脱钙，使牙体组织逐渐丧失，造成牙外形损害。常见于经常接触盐酸、硝酸等酸制剂的工作人员，表现为前牙区唇面切缘呈刀削状的光滑面，切端变薄，容易折裂，常伴有牙本质过敏，牙冠因脱钙而呈现褐色斑。

（6）发育畸形：指在牙发育和形成过程中出现的形态、结构异常。牙齿的形态发育畸形是指发育过程中牙冠形态的异常，常见的有过小牙、锥形牙等。造成牙体缺损的常见结构发育畸形包括釉质发育不全、牙本质发育不全、斑釉牙及四环素牙等。

3. 牙体缺损的修复原则　牙体缺损的修复就是使用嵌体、贴面、部分冠、全冠、桩核冠等各种人工修复体恢复缺损患牙的正常生理形态和功能。进行牙体缺损修复治疗时，既要遵循总的设计原则，又要考虑每个患者的个性化设计原则，树立整体治疗的理念，综合分析评估患者的口腔情况，在与患者充分交流、沟通后，制订出一个全面、可行且被患者所接受的修复治疗方案。因此，牙体缺损的修复治疗应遵循生物学原则、生物力学原则、美学原则、患者的意愿和经济能力这四大原则。

（1）生物学原则：牙齿在口颌系统中能够正常地行使功能，有赖于其体积和形态的完整性，以及支持组织的健康。当牙体组织因病损造成体积形态的不完整，并影响正常的咀嚼功能时，需使用修复方法予以治疗。生物学原则的意义在于修复体要满足对所修复牙及周围口腔组织的生理保健要求。在治疗过程中应注意牙齿及其支持组织的生物学特性，遵循牙体治疗的生物学原则：既要控制病原和祛除感染的牙体硬组织，还要尽可能地保护正常组织的健康。

1）对致病因素的控制：在修复牙体缺损区域之前对相关致病因素的祛除或控制是治疗的首要前提。无论是因为龋齿还是非龋性疾病造成的牙体缺损，缺损断面长时间暴露在相关致病因素下，包括口腔中的微生物和形成疾病的微环境，其协同作用能够造成牙体组织持续和不可逆的病损，如牙髓组织感染、修复体的脱落或牙体组织发生劈裂等。因此，只有在修复前彻底祛除龋坏组织、防止继发感染，才能持久地维持牙齿形态的完整性，从而正常地行使咀嚼功能，保证修复的远期效果。

2）保护健康的组织：保护健康的牙体组织、牙髓组织。在牙体缺损的修复治疗过程中，有许多环节可以造成牙髓牙本质复合体的伤害，对牙髓牙本质复合体的保护思想应贯穿整个牙体缺损修复治疗的始终。

健康牙周组织是牙齿承担正常咀嚼功能的基础。牙体缺损修复有可能造成牙周组织的损伤，主要表现在两方面：治疗过程中的损伤和修复体引起的损伤。

（2）生物力学原则：牙体缺损修复治疗的最终目标是通过恢复牙齿的外形，建立良好的咬合关系，保证修复体与剩余牙体组织所组成的整体能够承担正常的咀嚼力，完成口颌系统的咀嚼功能。只有正确地恢复了牙体缺损部分的形态，并使修复体与余留牙体在咬合过程中与对颌牙有正确的接触关系，才能使所治疗的牙齿发挥正常的咀嚼功能，避免异常的创伤或功能丧失。因此，在余留牙体组织的处理、修复体设计、修复体试戴调节阶段应注重治疗的最终目的，使其符合生物力学原则。牙体缺损修复的生物力学原则包含两个范畴：牙齿修复后应提供正确的咬合力，以及牙齿修复后应能承受正常的咬合力。

要达到牙齿缺损修复的目标，还有赖于修复材料与剩余牙齿组织都能承受咬合载荷，并形成良好的结合，才能有效地行使功能。因此，需要通过牙体预备获得足够的修复体厚度及形状，满足抗力与固位的要求。

1）抗力形：是指修复体和剩余牙体组织在承受正常咬合力时不发生折裂的窝洞形状和修复体形状。牙体制备后形成的修复间隙需能保证修复体有足够的厚度，以便有足够的抗压和抗剪切强度以对抗咬合力，并同时保证余留牙体组织也能承受咬合力。抗力形制备与修复体的种类和使用的修复材料种类密切相关。通常高嵌体和冠能保护余留牙体组织不致因对抗咬合力而发生劈裂，但嵌体缺乏这类保护作用。金属修复体拥有更高的机械强度，树脂材料和瓷材料则需要更大的厚度才能达到同样的强度。

2）固位形：是防止修复体受力时从侧向或垂直方向脱位的窝洞形状，属于机械固位。修复材料与牙齿的良好结合靠的是固位力。目前获得固位的方式有两种，即机械固位和粘接固位。机械固位靠的是适当的洞形制备所产生的侧壁摩擦力和约束力；而粘接固位靠的是材料与牙齿组织的微机械固位和化学粘接力。随着粘接材料和技术的发展，粘接固位在修复体固位中所占比例越来越高。在使用粘接固位时，对修复体的机械固位形制备要求有所降低，在一定程度上保留了更多的牙体健康组织。粘接固位取决于被粘接面积的大小，而不取决于粘接剂进入牙齿组织的深度。

（3）美学原则：牙齿作为容貌的重要组成部分，越来越受到人们的重视，尤其是在前牙的牙体缺损修复时，除了要满足功能的要求外，还应满足美观方面的要求，在治疗设计时遵循牙齿美学的原则。

牙齿美学的内容包括形态美学和色彩美学，牙齿美学的原则既要遵循普遍美学原则，也要兼顾个性化特征，做到共性与个性的统一，以达到最佳修复美学效果。

1）牙齿的形态美学：牙齿的形态美范畴，既包括整体性、对称性、协调均衡性等普遍性原则，也有面型、性别差异和多样性等个性化原则。

①整体性原则：牙齿在口腔中整齐地排列呈弓形，没有缺失、空隙、拥挤、错位或扭转，虽然每个牙齿的形状各不相同，但整齐有序地排列成一个整体。当个别牙的牙体缺损破坏了这种整体感时，应通过修复手段将缺损的部分恢复出来，重新达到整体和谐的形象。

②对称性原则：对称性是人体美的重要特征，口腔中的牙齿也是如此。对称原则是口腔颌面部进行美学修复的主要依据法则之一。人类颌面部结构基本呈中线对称。从𬌗面看，两侧的同名牙除了大小对称、形态对称、色泽一致外，前牙从𬌗龈向、唇舌向、近远中向及转位四个方向都是对称的，后牙则是从距𬌗面的距离、距中线的距离、近远中向倾斜度、颊舌向倾斜度四个方向上都是对称的。这些对称的排列形成了三条对称的弧线：前牙切缘与后牙中央窝构成的自然弧线；上后牙颊尖构成的补偿曲线以及由上颌同名后牙颊舌尖连成的横𬌗曲线。如果两侧结构出现明显的不对称，则会破坏容貌的美感。在牙体缺损修复时，应该尽量参照对侧同名牙恢复牙齿外形特点。

③协调均衡原则："协调"是指两个相接近的形式因素的并列；"均衡"是指不同的形式因素呈现出恰当的比例。在进行美学修复时，应该详细分析患牙与邻牙和对𬌗牙以及牙周组织的关系。每一个牙齿都与邻牙有一定的大小比例关系。达到理想的比例关系，会在视觉上产生美感。

④个性化原则：在基本满足上述美学修复的共性要求时，还应同时考虑患者的年龄、性别、肤色、面部特征等因素，以及生活在牙齿上留下的印记。

在修复前牙缺损时，应使修复体与人的面型吻合；男性牙齿线条平直，女性牙齿线条柔缓。随着年龄的增长，磨耗的加重，牙齿𬌗龈高度与近远中径之比在逐渐降低。修复时应考虑这些因素。有时修复前牙切端时特意制作的小缺损，反而使牙齿更生动逼真。

2）牙齿的色彩美学：牙齿的色彩美与形态美一样，同时包括整体性、对称性、协调均衡性等普遍性的原则，以及个性化原则。

3）视错觉在美学修复中的应用：在进行牙体缺损修复时，有时仅单纯恢复与同名对照牙相似的形态和牙色是无法获得满意的整体美学效果的，对这类临床常见复杂问题的美学处理，需要在整体美学平衡的高度，巧妙利用视错觉获得良好的修复效果。

视错觉指人对物体产生的主观视觉感受与真实物体之间存在差别。利用视错觉是牙体美学修复的重要方法之一。视错觉可归纳为"形象错觉"和"色彩错觉"两大类。前者包括面积、角度、长短、高低、远近等对比产生的错觉；后者包括色的对比，如色温、色相、明度、光渗和色疲劳等产生的错觉，明亮的暖色有扩散和前移的感觉，而黯淡的冷色有收缩、后退、远离的感觉。因此可以有意识地利用视错觉原理，结合临床情况和医生的审美经验，制作出精美的修复体。

（4）患者的意愿和经济能力：现代的医疗模式已经提倡从传统的生物—医疗模式转换成生物—心理—社会医疗模式。在诸多方案都能满足安全有效的前提下，应让患者参与，选出更能满足其意愿并符合其经济能力的治疗方案。尊重患者的意愿和顾及其经济承受能力体现了医生对患者的人文关怀，在临床工作中应具体把握下述原则：

1）知情同意的原则："知情"是指病人了解自身疾病的情况，以及将要接受何种医疗手段诊治的信息，"同意"是指病人对医生将要采取的医疗措施表示赞同的意见。在牙体缺损修复设计时应充分保证患者的知情同意权，应该尊重患者的人格和尊严，尊重患者的自主性，帮助患者做出最符合其利益的治疗选择。

2）合理性原则：这一原则要求医生在给患者进行修复治疗时，应考虑治疗方法的整体合理性，既要考虑其治疗效果，又要考虑患者的经济承受能力。

（二）桩核修复

当牙冠发生大面积缺损、修复时可供利用的剩余牙体组织量很少或高度不足、无法形成足够的全冠固位形时，通常需要桩核来为最终全冠修复体提供支持和固位，即桩核冠。为了增加固位，根管是一个可以利用的固位结构，可以将修复体的一部分插入根管内获得固位，插入根管内的这部分修复体被称为桩。其中桩的作用是为核提供固位，同时将应力传导到牙根部而不至集中在牙颈部，对于颈部牙体组织薄弱的缺损牙可以减少牙颈部横折的风险；核的作用是为冠提供足够的固位，同时加强冠部牙体组织的抗力，为全冠提供支持。

牙体缺损的患牙经根管治疗后，应对剩余牙体结构的力学性能做充分评估，考虑到余留牙体经全冠预备后轴壁的量会明显减少，最终缺损范围应包括原有缺损区域、开髓孔大小及全冠牙体预备量，以此来作为选择修复体的依据。原则上剩余牙体组织轴壁厚度不少于1mm，龈龈高度不少于1.5mm，才能保证足够的抗力需要。

1. 桩核的组成及分类　桩插入根管内的部分，利用摩擦力和粘接力与根管内壁之间获得固位，进而为核以及最终的全冠提供固位。桩的主要功能是固位，其次是传递应力，改变牙根的应力分布。根据材料不同分为金属桩、陶瓷桩和纤维增强树脂桩。

（1）金属桩：如金合金、钴铬合金、钛合金等。金属桩的优点是具有良好的机械性能、高强度、不易折断，是常用的桩材料。但其美观性较差，容易导致根折，并对磁共振等影像检查有一定影响。

（2）陶瓷桩：主要是氧化锆桩。其美观性好，多用于前牙修复。但其硬度高，弹性模量与金属近似，容易导致根折。

（3）纤维增强树脂桩：分为碳纤维桩、石英纤维与玻璃纤维桩，目前常用石英纤维与玻璃纤维桩。其美观性好，弹性模量与牙本质接近，可减少修复后根折风险。

核固定于桩上，与剩余冠部牙体组织一起形成最终的全冠预备体，为全冠提供固位。制作核的材料有金属、银汞合金、复合树脂、陶瓷等。

　　金属核一般与金属桩整体铸造，强度高，不会发生分离。银汞合金、玻璃离子、复合树脂等一般为直接修复设计。通过机械嵌合和树脂粘接联用，其优点是美观，与剩余牙体可粘接固定，可用于全瓷冠修复。但因桩核存在不同材料界面，抗折强度较差，需要具备一定的剩余牙体组织量。全瓷核为间接修复设计，包括采用计算机辅助设计（CAD）/计算机辅助制造（CAM）整体切削的陶瓷桩或与预成陶瓷桩通过热压铸成核。透光性能好，颜色稳定性佳，可用于全瓷冠修复；强度高，自身不易折断。

　　冠位于核与剩余牙体组织形成的预备体之上，恢复牙齿的形态和功能。

　　桩冠是利用桩插入根管内，以获得固位的一种全冠修复体，桩和冠为一整体。目前应用较少，但对于𬌗龈距离过低、咬合紧的患牙，仍可采用桩冠修复。

　　桩核冠对传统的桩冠进行了改良，将桩核和外面的冠分开制作，其设计更加合理、更为方便，可根据具体缺损范围和材料进行不同的组合，使牙体缺损修复更显多样性和个性化，是目前修复大面积牙体缺损最常采用的修复方法。之前常用成品桩钉、银汞核-冠等方法修复。随着根管治疗技术和水平不断成熟和提高，大量不同程度缺损的患牙得以保存，加之各类粘接材料、桩核材料及制作工艺的进步，桩核冠的概念逐渐完善和丰富，已逐渐代替桩冠。

　　2. 桩核的修复设计　牙体缺损修复体的设计和材料的选择主要取决于牙体缺损量的多少。当冠部牙体组织大部缺损时，只能采用桩核冠修复，首先在保证牙体抗折能力的基础上尽量恢复功能，其次兼顾美观，提高固位力和抗力的设计是桩核冠修复成功的关键。

　　（1）剩余牙体硬组织的设计：尽量保存剩余牙体组织，患牙的强度主要取决剩余牙体组织的量，尽量保存剩余牙体硬组织是桩核冠修复中的基本原则。根据所选择的最终全冠修复体的要求对剩余牙体组织进行预备，然后祛除龋坏、薄壁等，其余的则为要求保存的部分。

　　牙本质肩领是大面积牙体缺损桩核冠修复中的一个非常重要的概念，影响桩核冠修复后远期效果的因素中，剩余健康牙体组织的量和牙本质肩领的意义远远大于桩、核或全冠材料的选择。牙本质肩领可以提高牙齿完整性，增强患牙的抗折强度，防止冠根折裂。要求最终全冠修复体的边缘要位于健康的牙龈组织之上；包绕剩余牙体组织断面 1.5～2.0mm；全冠边缘所包绕的剩余牙体组织的相对轴面平行；全冠边缘 360° 包绕剩余牙体组织；全冠边缘不侵犯结合上皮，不破坏生物学宽度。

　　生物学宽度是指牙周组织的龈沟底至牙槽嵴顶之间至少保留 2mm 的距离。这 2mm 的生物学宽度包含 0.97mm 左右的结合上皮和 1.07mm 左右的牙周纤维结缔组织。生物学宽度是与修复学密切相关。

　　（2）桩的设计

　　1）桩的使用时机：桩的主要功能是为核提供固位，当剩余的牙体不足以为核提供足够的固位时，则需要在根管内插入桩。因此，并非所有的缺损牙都需要在根管内置桩。桩的另一个功能是可以改变牙根的应力分布，弹性模量是影响桩材料在牙根中应力分布的重要参数之一。理想的桩应具有和牙本质相同的弹性模量，使作用力可以沿整个桩长轴均匀分布，并有利于应力向牙根表面传导，减小应力集中。

　　2）桩的长度：桩的长度与固位和所修复的残根残冠的抗力密切相关。适当增加桩的长度可以提高固位力和均匀分布应力。但过分增加桩的长度会导致过多地磨除根管壁牙本质，降低牙根的强度，破坏根尖的封闭。桩的长度取决于牙根的长度、牙根的锥度、牙根的弯曲度和牙根的横截面形态。

对桩的长度有以下要求：桩的长度至少应与冠长相等；桩的长度应达到根长的 2/3～3/4；在牙槽骨内桩的长度应大于牙槽骨内根长的 1/2，达不到这一要求会导致根管壁在牙槽嵴顶区应力过度集中，容易发生根折；桩的末段与根尖孔之间应保留 3～5mm 的根尖封闭区。根尖区侧枝根管多，根管充填难以完全封闭，桩进入根尖封闭区容易引起根尖周的病变。

3）桩的直径：桩的直径与桩的固位和牙根的抗力都有关系。增加桩的直径可以增加桩的固位和桩自身的强度，但是过分增加桩的直径必然要磨出过多的根管壁组织。造成根管壁薄弱，容易发生根折。桩周围的根管壁要求至少有 1mm 的厚度。所以桩的直径取决于根径的大小，理想桩的直径为根径的 1/3。

4）桩的形态：桩的形态主要有柱形桩和锥形桩。根据桩的表面形态又可分为光滑柱形、槽柱形、锥形，螺纹形等。柱状桩的固位优于锥形桩，但由于牙根形态一般为锥形，所以理想桩的形态应与根的形态一致。桩的末端不应为平行柱状，以避免磨除过多的根管壁，导致根管侧穿或根折。螺纹形的桩可以旋转嵌入根管内壁产生主动固位，在几种形态的桩中固位最好。但由于桩的旋入可在根管壁产生应力，增加了根折的风险，在根管壁较薄弱时应避免使用。

5）桩核材料的选择：桩材料选择要根据最终全冠的美观要求和桩对牙根抗力影响。全瓷冠的优点为半透明性好，金属桩核容易透出金属色，影响全瓷冠的美学效果。核材料选择则需要考虑与牙本质颜色相似，如陶瓷桩、玻璃纤维桩、石英纤维桩等为首选。

6）桩核的牙体预备：牙体预备前，对已确定为桩核冠适应证的患牙，再次检查口内情况并参照 X 线片，估计牙根的长度、方向、根管充填情况与根尖周情况，选择器械，调整体位。

冠部余留牙体预备：去净残冠上所有的旧充填体及龋坏组织，暴露牙组织；磨除薄弱牙体组织，将无支持的薄壁弱尖祛除，将余留的根面修磨平整，确定最终边缘线，全冠的初始预备无论还保留有多少牙体组织，都应按全冠预备要求与方法进行牙体预备，但此时不必做出龈沟内边缘，也不需精修，理想的全冠边缘应位于缺损断面的龈方至少 1.5～2.0mm。

祛除根充材料及根管的桩道预备：按 X 线片量好长度，根据设计的桩的长度祛除根充材料。目前临床常用机械法，按根管方向，使用根管预备钻低速预备，并做提拉动作将切碎的根管充填糊剂及牙胶带出，根据牙根的长度、外形、直径，按设计要求选择相应型号根管钻预备至所需桩道的工作长度，保留 3～5mm 的根尖封闭区，使用器械由细到粗，直到相应的根管直径，修整平滑根管壁。

精修完成：根管预备后，再次修整冠部剩余牙体组织，祛除薄壁、无机釉等。

（三）冠修复

全冠是覆盖整个牙冠表面的修复体。全冠最基本的固位形式是环抱固位形，该固位形提供的固位面积和粘接面积均较大，固位力强，牙体切割表浅，对牙髓的影响小，是牙体缺损修复的主要形式。

1. 冠修复的种类

（1）金属全冠：以金属材料制作的全冠修复体。

（2）非金属全冠：以树脂、瓷等非金属修复材料制作的全冠修复体。

1）树脂全冠：以各种树脂材料制作的全冠修复体。

2）全瓷冠：以各种瓷材料制作的全冠修复体。根据加工方式的不同，可分为粉浆涂塑、失蜡铸造、CAD/CAM 的机械切削以及利用电沉积的原理进行瓷沉积的全瓷冠。按材料成分又可分为微晶玻璃陶瓷以及氧化铝、氧化锆类陶瓷全冠。

（3）混合全冠：以金属与瓷或金属与树脂材料制成的复合结构的全冠修复体。

1）烤瓷熔附金属全冠：又称金属—烤瓷全冠，是在真空高温条件下，在金属基底上制作的金瓷复合结构的全冠。

2）树脂—金属混合全冠：在金属基底上覆盖树脂牙面的混合全冠。

2. 铸造金属全冠　铸造金属全冠是采用失蜡法铸造而成、覆盖牙冠𬌗面以及所有轴面的金属全冠修复体。铸造金属全冠具有良好的固位力、机械强度，是临床上长期使用效果理想的修复体。由于人们美学要求的提高，铸造金属全冠目前仅用于磨牙。

（1）适应证

1）后牙牙体严重缺损，固位形、抗力形较差者，或者充填后牙体或充填物的固位形、抗力形较差者。

2）后牙存在低𬌗、邻接不良、牙冠短小、位置异常、牙冠折断或半切术后需要以修复体恢复正常解剖外形、咬合、邻接及排列关系者。

3）后牙固定义齿的固位体。

4）后牙隐裂，牙髓活力未见异常或者已经牙髓治疗无症状者。

5）龋坏率高或牙本质过敏严重，或银汞合金充填后与对𬌗牙、邻牙存在异种金属微电流刺激作用引起症状者。

6）牙周固定夹板的固位体。

（2）临床注意事项

1）对金属材料过敏者禁用。

2）固位形差者，应采取辅助固位措施后再修复。

3）龋坏牙修复前应妥善处理龋坏牙体组织。

4）要求不暴露金属的患者，不宜采用。

3. 烤瓷熔附金属全冠　也称金属烤瓷冠或金瓷冠，是一种由低熔烤瓷真空条件下熔附到金属内冠上的金—瓷复合结构的修复体。兼有金属全冠的强度和烤瓷全冠的美观的优点，其颜色、外观逼真，色泽稳定，表面光滑，耐磨性强，不易变形，抗折力强，具有一定的耐腐蚀性，是一种较理想的修复体，在临床应用广泛。

（1）适应证

1）因氟斑牙、四环素着色牙、锥形牙、釉质发育不全等，不宜用其他方法修复或患者要求美观而又永久性修复的患牙。

2）因龋坏或外伤等造成牙体缺损较大，而充填治疗无法满足要求的患牙。

3）根管治疗后经桩核修复的残根残冠。

4）不宜或不能做正畸治疗的前后错位、扭转的患牙。

5）烤瓷固定桥的固位体。

6）牙周病矫形治疗的固定夹板。

（2）临床注意事项

1）尚未发育完全的年轻恒牙，牙髓腔宽大的或严重错位且未经治疗的成年人患牙，需要特别注意牙髓保护问题。

2）无法取得足够固位形和抗力形的患牙，需采取辅助固位与抗力措施。

3）深覆𬌗、咬合紧，在没有矫正而且无法预备出足够间隙的患牙，应注意修复体强度设计。

4）对金属过敏者要避免使用过敏金属。

5）夜磨牙患者或有其他不良咬合习惯者，要注意𬌗设计。

4. 全瓷冠　是全部由瓷粉经高温烧结而成的全冠修复体。由于全瓷冠无金属遮挡光线，它可以逼真地再现天然牙的颜色和半透特性，是美学效果最好的修复体。

（1）适应证：原则上绝大多数需做金属烤瓷冠修复的患者均可考虑全瓷冠修复，除此之外，全瓷冠尤其适合下列情况：

1）前牙切角、切缘缺损，不宜用充填治疗，需做全冠修复，患者对美观要求高者；

2）死髓牙、氟斑牙、四环素牙等变色牙，患者对美观要求高者；

3）扭转牙、畸形牙需要用全冠改善外形和外观，患者对美观要求高者；

4）牙体缺损要求修复，对金属过敏，或不希望口内有金属材料存在，或需做某些检查而要求口内不能存在金属，因而不宜选用金属烤瓷冠修复者。

（2）临床注意事项

1）由于陶瓷材料本身的特性，全瓷冠修复牙体的预备量大于铸造冠和金属烤瓷冠，修复后的生物力学特性也有较大差别；此外，由于全瓷冠的陶瓷材料种类较多，性能上相互差异较大。选择全瓷冠修复时，还要根据牙位、咬合力的大小，适当选择强度及美观性能满足要求的全瓷修复类型，不能一概而论。

2）年轻恒牙，髓角高易露髓者，需要特别注意牙髓保护问题。

3）患牙临床冠过短或过细，无法获得足够的牙体预备量，或虽然预备空间足够但预备后无法获得足够的固位形和抗力形者，需要采取辅助固位与增强抗力措施。

4）咬合紧、对刃𬌗未矫正或夜磨牙症者，尽量避免使用。

5）牙周疾患需要用全冠进行夹板固定者，一般不采用。

6）心理、生理、精神因素不能接受或不愿意磨切牙组织者，不宜采用全瓷修复。

5. 全冠牙体的颈缘预备　牙体的颈缘预备与全冠修复体的设计形式密切相关，并且影响修复体边缘的强度和适合性。全冠边缘形态设计相对应的是牙体边缘的预备形式。最常见的形式有刀刃状或羽毛状、90°肩台、带斜面的90°肩台、凹槽形、带斜面的凹槽形、135°肩台。各类牙体的边缘预备形式都有自己的优点和缺点，也有预备的特点和适应证。

（1）各类牙体的边缘预备形式

1）刀刃状或羽毛状切割的牙体组织少，全冠边缘与牙体呈斜面搭接，边缘密合度好；边缘薄，故全冠的边缘强度低，要求强度高和韧性好的金属或合金。该设计形式主要用于铸造金属全冠、金属烤瓷冠的舌侧颈圈。

2）90°肩台切割的牙体组织多，其龈缘的轴壁与龈壁磨出较多的牙体组织形成明显的线角，边缘的强度高，但是边缘的密合度差。常用于金属烤瓷冠的唇颊面、全瓷冠。

3）带斜面的90°肩台切割牙体组织多；边缘的小斜面与牙体呈斜面搭接，边缘密合度好；边缘有肩台支持，故全冠的边缘强度较高；小斜面需陡峭，角度为70°～80°，以免粘接面直接浸入龈沟液内。常见于传统的带金属颈环型的金属烤瓷冠，贵金属烤瓷冠，套筒冠的外冠。

4）凹槽型肩台冠边缘与牙体呈斜面搭接，边缘密合度好；全冠的边缘强度较好；凹槽形的应力分布较均匀；对龈沟的损害小；牙体预备较困难；全冠的边缘可能粗糙；全冠边缘较薄,烧烤时存在潜在的变形;若为金属边缘,则要求使用强度高和韧性好的金属或合金。主要用于金属烤瓷冠。

5)带斜面的凹槽形肩台,全冠边缘与牙体密合度好;全冠的边缘强度较高;与凹槽形不同之处在于边缘的小斜面,可以高度抛光,且保证了强度;牙体预备较困难,技术难度高。主要用于金属烤瓷冠。

6)深凹槽型的凹槽深度大,仍为钝角,但是较为接近直角,其轴壁与龈壁没有明显的线角,并且有清晰的边缘终止线,主要用于全瓷冠,也用于金属烤瓷冠。

7)135°肩台,全冠边缘与牙体密合度好、边缘强度较高;牙体预备时需要135°肩台钻。主要用于金属烤瓷冠。

（2）金属全冠的牙体颈缘预备设计:金属全冠的牙体颈缘预备主要采用刀刃状设计,对于牙体颈部各部分的突度相差较大、邻面突度大而缺损范围较小的患牙,为了少磨除牙体组织,可以采用羽毛状边缘设计。

（3）金属烤瓷冠的牙体颈缘预备设计:根据金瓷结合在颈缘处的形式,分为金属颈环型和部分无金属颈环型两类。金属颈环型早期广泛用于前牙和后牙的修复,但由于其影响美观现已很少用于前牙。目前,部分无金属颈环型广泛用于金瓷混合设计,分为唇面颈缘、舌面颈缘和邻面颈缘三个不同的部位。唇（颊）面颈缘为无金属颈环的全瓷唇缘,分别采用90°肩台、90°短肩台、135°肩台和凹槽形的设计。

（4）全瓷冠的牙体颈缘预备设计:全瓷冠的牙体颈缘预备形式是90°肩台和深凹槽型,这两种设计均可以保证全瓷边缘的强度。肩台有足够的宽度,唇缘应于龈下。

（四）嵌体修复

1.嵌体的定义　嵌体是一种嵌入牙体内部,用以恢复缺损牙体形态和功能的修复体。一般用于修复牙体缺损量较小的患牙,是冠内修复体。其中部分嵌入牙冠内、部分高于牙面的修复体称为高嵌体。与直接充填不同,嵌体是一种在模型上制作,用粘接剂固定在牙体缺损区的间接修复体。

2.嵌体的种类

（1）根据嵌体覆盖牙面数目不同,可以分为单面嵌体、双面嵌体、多面嵌体。

（2）根据嵌体修复牙体缺损的部位不同可以分为𬌗面嵌体、颊面嵌体、邻嵌体等。如近中𬌗嵌体、远中𬌗嵌体、颊𬌗嵌体、舌𬌗嵌体、近中𬌗远中嵌体、颊面𬌗远中嵌体等。

（3）根据嵌体材料分类

1)金属嵌体:有贵金属及非贵金属合金嵌体。金合金化学性能稳定,有良好的延展性和机械性能,是制作后牙嵌体理想的传统修复材料。

2)树脂嵌体:采用高强度复合树脂材料在模型上加工成形或CAD/CAM成形,调磨抛后用树脂粘接材料粘接于牙体组织上。树脂嵌体为牙色修复体,易修补,对𬌗牙磨耗少,美观性好。

3)瓷嵌体:采用陶瓷材料在模型上加工成形或CAD/CAM成形,用树脂粘接材料粘接牙体组织上。

3.嵌体的优缺点

（1）嵌体的优点

1)嵌体可以更好地恢复咬合接触关系和恢复良好邻面接触关系。充填体由于受口内操作所限，通常难以恢复合适的邻面外形和邻接关系，常导致食物嵌塞、继发龋及牙周炎等，而嵌体是在模型上完成，可以更精确地恢复𬌗面尖窝形态和邻面接触点的位置、大小、松紧等。

2）嵌体与银汞充填体相比，具有更好的机械性能。金属合金嵌体在强度、耐久性上更优越，特别是金合金嵌体具有突出的耐腐蚀性能，可长期维持准确的形态与完整的边缘。

3）嵌体与树脂、玻璃离子充填体相比，美观性更佳，边缘收缩性更小，耐腐蚀性、抗压强度及耐磨性都有更良好的优越性。

4）嵌体制作通过高抛光可以减少菌斑附着，从而有更好的生物学特性。

（2）嵌体的缺点

1）嵌体边缘线长、易发生继发龋：与冠类修复体相比，嵌体的外形线更长，发生龋坏的概率更大。因此当临床牙冠低、龋坏率高、缺损大、牙体薄弱时均不适合选用嵌体，只能在龋坏率低、口腔卫生好的情况下应用。

2）牙体预备量较充填修复大：嵌体是间接修复体，需要一定扩展预备才能顺利戴入，因此嵌体牙体预备时需祛除倒凹。当缺损范围相同时，需要比充填洞形祛除更多的牙体组织。

3）嵌体（除高嵌体外）能修复缺损的牙体组织，但不能为剩余的牙体组织提供保护。

4）通常采用间接修复法，不能一次完成。

（3）嵌体的适应证

1）龋坏小，不接受充填治疗的患者。

2）能够采取充填法修复的牙体缺损原则上都可以采用嵌体修复。

3）替代充填治疗失败的患者。

（4）嵌体的注意事项

1）易裂的牙，如死髓牙或根管治疗后牙体组织，其抗折性能差，应避免使用。

2）过宽的鸠尾（>1/3）、过深的洞壁。

3）为美学要求极高的患者选择嵌体修复时应注意牙位和缺损部位的选择，如上颌后牙𬌗面金属嵌体对美观影响较小，下颌则不同。

4）嵌体比全冠固位力差，当患者有夜磨牙、紧咬牙或磨耗重时不适合选用嵌体。

5）导热率高的金属嵌体不适合深龋患牙的修复。由于金属的导电性，金属嵌体修复时应避免对𬌗牙存在异种金属。

6）口腔卫生保持不佳的患者。

（5）嵌体的修复原则：嵌体的洞形除了在预防性扩展、底平、壁直、点线角清楚等与充填体的窝洞要求相同外，它与充填洞形的不同在于，嵌体的固位原理是利用外力作用于牙齿后产生的楔力效应固位，主要取决于洞固位形的深度和形态。

1）轴壁无倒凹并尽可能平行：嵌体洞形无论多复杂，都只能有一个就位道，即轴壁之间应彼此平行，不能有倒凹，否则嵌体将无法就位。一般要求金属嵌体尽量平行或微向𬌗面外展6°，非金属嵌体外展12°～15°。

2）洞缘斜面设计：对于金属嵌体而言，洞形要求在洞缘处做45°洞缘斜面。它的作用是祛除洞缘无牙本质支持的釉质，以防止折裂；增加边缘的密合度，避免因合金的铸造收缩导致边缘出现缝隙，减少微渗漏的发生；使边缘位置避开咬合接触点。

3）辅助固位形：为了增加固位，还可以增加针道固位形、沟固位形等。

（五）贴面修复

1. 贴面的定义　贴面是在不磨牙或少磨牙的情况下，采用粘接技术，对牙体表面缺损、着色、变色和畸形等，用美容修复材料直接或间接粘接覆盖，以恢复牙体的正常形态和色泽的一种修复方法。

2. 贴面的种类　贴面可以根据修复方法和使用材料的不同进行分类：

（1）根据修复方法不同，口内或口外完成方式，分为直接贴面和间接贴面两种类型。

直接贴面术通常是用光固化复合树脂口内直接修复完成，在牙上直接塑形，分层固化，打磨外形，抛光表面，完成牙体缺损的修复。直接贴面术简便，一次完成，但受口内操作因素的影响，边缘密合性、表面光洁度和耐磨性都有一定的限制。而间接贴面修复术是指在模型上完成贴面修复体，再粘接于牙体上，完成牙体缺损的修复。间接贴面种类较多，根据方法和材料的不同，可以分为烤瓷贴面、热压铸瓷贴面及树脂间接贴面等。另一种间接瓷贴面修复是烤瓷或 CAD/CAM 瓷贴面修复，完成贴面的牙体预备后，采集牙体表面图像数据，用计算机作修复体外形设计，并进行修复体的精密机械加工。间接贴面术在预备牙模型上制作，操作方便，可以充分修磨，贴面的质量高。

（2）根据使用材料，分为全瓷贴面、复合树脂贴面和丙烯酸树脂贴面三种类型。

一般来讲，复合树脂贴面既可用于直接法贴面修复，也可用于间接法贴面修复；丙烯酸树脂贴面和全瓷贴面则主要用于间接法贴面修复，临床上全瓷贴面应用较广泛。

3. 全瓷贴面的优缺点

（1）优点

1）颜色美观，可较逼真地模仿天然牙的形态结构、表面特征。

2）牙体预备非常保守，是微创修复的基础，利于牙髓活力的保存。

3）经氢氟酸酸蚀后的瓷贴面粘接强度相对较其他贴面系统强。

4）高抛光性的全瓷表明不利于菌斑附着，有利于牙龈健康。

5）边缘密合性佳，有利于减少牙龈刺激和边缘微渗漏。

6）内在强度高，抗磨耗和磨损能力较直接或间接复合树脂贴面强。

7）色泽稳定较其他类型贴面佳。

（2）缺点

1）间接法制作对临床及技工工艺要求极高，制作较精细、费时。

2）价格相对直接或间接复合树脂贴面偏高。

3）需二次就诊。

4）粘接前需用试色糊剂调配好颜色，一旦粘接，不能改变颜色。

5）瓷贴面较脆，制作室操作困难，而且粘接步骤较复杂。

6）与牙齿粘接后，当发生折裂等问题时，不易修理，必须重新制作。

7）对重度染色牙的遮色效果欠佳。

8）牙体预备比直接法复合树脂贴面要求严格。

4. 全瓷贴面的适应证和临床注意事项

（1）适应证

1）釉质发育不良、轻度龋损、外伤等其他因素导致的唇面、切端或牙尖釉质缺损。

2）染色牙和变色牙，包括四环素染色牙、氟斑釉质牙、死髓变色牙的美学性修复。

3）改善牙体形态异常，如畸形牙、过小牙等。

4）牙体排列异常，如轻度的舌侧错位牙、扭转牙，患者不愿意接受正畸治疗。

5）关闭间隙和其他多个不美观的间隙。

6）过短牙、因磨耗而变短的牙，且釉质量足够者。

（2）临床注意事项：上颌牙严重的唇向错位、严重舌向错位、上颌前突、牙唇面严重磨损无间隙、反𬌗、牙间间隙过大、中线过度偏移、牙列拥挤排列不齐等，一般不宜选用贴面修复。

5. 瓷贴面设计及牙体预备量的影响　瓷贴面的设计主要体现在贴面覆盖的范围、厚度及形态，对最终瓷贴面复合体颜色影响较大。原则上覆盖范围越小，对颜色、形态和排列的影响越小；反之瓷贴面覆盖范围越大，调整空间越大。

6. 瓷贴面牙体预备原则

（1）原则上尽量减少牙体预备量，但对于需改色的基牙则应增加预备量。

（2）牙体预备均匀、适量，以保证有足够修复体空间为原则。一般牙体预备量在 0.5～0.8mm 厚时，瓷贴面修复后不致形成过凸的牙体外，但在扭转、错位、缺损、变色等情况则应适当调整预备量。

（3）应有足够的粘接面积以提供有效的粘接。如果术前估计粘接面积不足，如牙体缺损过大牙或磨耗的下切牙修复时，可考虑改用全冠设计。

（4）边缘应光滑连续，边缘线应位于釉质层以利于边缘封闭，并尽量设计于易清洁区。

（5）龈边缘最理想的是无角肩台，位置应根据基牙颜色而定，基牙颜色正常者可以齐龈或者稍位于龈上，变色牙可考虑龈下边缘。

（6）预备体无尖锐内线角。

（7）预备体无倒凹影响贴面就位。

7. 贴面牙体预备的分型　贴面牙体预备分为开窗型、对接型、包绕型三种。

由于开窗型不包绕切端，有利于保存切端或舌侧牙体组织，这对上颌牙非常有利，因为该类型不破坏原有的前伸切道，瓷牙交界也不受咬合的影响。因此，原则上上前牙可以优先考虑开窗型设计。对接型和包绕型切端均有瓷贴面覆盖，使贴面在对刃切割等功能状态时承受的是压应力，由于瓷耐压不耐拉，因此，有利于预防瓷裂。此外，瓷贴面覆盖切端还有利于正确就位和粘接，并可减少贴面内的应力集中。但对接型和包绕型牙体预备量较开窗型多。

（六）部分冠修复

1. 部分冠的定义　部分冠是覆盖于部分牙冠表面的固定修复体，用以恢复牙体缺损患牙的形态和功能的固定修复体。

部分冠的应用是修复理念深化的体现，部分冠的设计在满足要求的同时保存了更多的牙体组织，部分冠曾被广泛用于修复牙体缺损及作为固定义齿的固位体。在不影响固位形与抗力形时，部分冠比全冠更符合牙体组织保存修复原则。

2. 部分冠的分类

（1）按牙面覆盖范围分类：部分冠可分为前牙 3/4 冠、后牙 3/4 冠、7/8 冠和邻面半冠等。部分冠的分数叫法是修复体轴面与牙冠轴面的覆盖比值。

（2）按制作工艺分类：可分为锤造法制作的开面冠和铸造法制作的部分冠。

（3）按材料分类：可分为金属部分冠和非金属部分冠。

3．部分冠的优点

（1）比金属冠美观。

（2）磨牙少，更符合保存牙体组织修复原则。

（3）相对全冠，其与牙龈接触的龈边缘短，对牙龈刺激更小。

（4）试戴时易检查边缘。

（5）粘接时易就位。

（6）因有天然牙牙面显露，粘接后方便牙髓活力测试。

4．部分冠的缺点

（1）美观性不如烤瓷熔附金属全冠、全瓷冠。

（2）牙体预备复杂。

（3）固位和抗力不如全冠类修复体。

（4）边缘线较长，发生继发龋的概率增加。

5．部分冠的适应证

（1）中等程度的牙体缺损（唇颊面完整）。

（2）𬌗力轻、桥体跨度小的固定桥的固位体。

（3）牙周夹板的固位体。

（4）恢复咬合或𬌗面改形。

（5）恢复前牙切道。

6．临床注意事项

（1）因部分冠边缘线较长，龋坏率高的患牙不宜使用。

（2）因固位力较全冠差，当部分冠作为固定桥的固位体时，只适用于间隙较小的三单位桥。

（3）临床牙冠短、冠薄、外形凸者不宜采用。

（4）不易用于牙体缺损面积大的患牙。

7．部分冠的修复原则 部分冠的使用是为了在进行牙体预备时使用合理的最小预备量，在获得修复体的固位和抗力的同时，尽量多地保留健康牙体组织，并留有充足的粘接面积。瓷贴面的固位力完全依靠粘接力，冠的固位力来自固位形。部分冠的固位力不仅要来自牙体预备产生的固位形，还要利用粘接剂所获得的粘接力，二者缺一不可。

在进行牙体预备时，应考虑四方面因素：①保护牙本质—牙髓复合体，尽量少磨除健康的牙体组织。②尽量增大粘接面积。粘接剂能与釉质形成稳定持久的粘接，而与牙本质的粘接受多方面因素限制。因此，应尽量多地保留釉质粘接面积。在牙齿上能利用的粘接面积越大，所获得的粘接力就越大。③单纯依赖粘接尚不能提供部分冠足够的固位，需要用固位形辅助固位。因此，在不占用粘接面积的前提下设置辅助固位，如增加侧壁固位、固位沟槽等。④需要保留足够的修复体的厚度，以满足修复体自身强度的要求。在部分冠承受𬌗力的区域保留足够的瓷材料厚度，才能使部分冠在咬合时不致发生断裂。

二、固定义齿

（一）固定义齿的定义及组成

1．固定义齿的定义 固定义齿又被称为固定局部义齿或固定桥，是利用缺牙间隙两端或一端的天然牙或牙根作为基牙的一种常规修复体。与可摘局部义齿相比较,固定义齿在口内完成安装后,患者不能自己取戴。此外,由于种植技术的应用,也可利用种植体作为桥基进行固定义齿修复;种植修复技术使牙列缺失的患者也有可能采用固定义齿方法进行修复。

2. 固定义齿的组成 由固位体、桥体、连接体三部分组成。

(1)固位体:是指在基牙上制作并粘固的桩冠、嵌体、部分冠、全冠、翼板等,固定义齿借助固位体与基牙相连接并获得固位。其中全冠类的固位体最为常用。随着粘接技术的进步,传统意义上的固位体也发生了变化,粘接义齿的固位体不同于以上的构造。固定桥通过固位体将殆力传给基牙,因此,固位体应有良好的固位力与抗力。

(2)桥体:是固定桥的人造牙部分,制作固定桥的目的便是做出桥体,以恢复缺失牙的形态与功能。桥体不是缺隙的三维填充,也非缺失牙简单的模仿,而是需要根据缺牙状态,综合生物学、机械学与美学原则,并在充分考虑如何清洁、保护桥体下方牙龈组织的基础上,为完成缺失牙的咀嚼功能而特殊设计的,让患者无任何不适的修复体。

(3)连接体:是桥体与固位体的连接部分。按其连接方式不同,分为固定连接与非固定连接。

1)固定连接:将固位体与桥体完全连接成一个不活动的整体的连接方式。

2)非固定连接:固位体与桥体之间通过栓体、栓道相连的连接方式。

(二)固定义齿的固位原理

固定义齿的固位是指在口腔行使各种功能运动时,固位体能够牢固地固定在基牙上,抵抗外力,充分发挥使义齿固定的功能作用,不致松动或脱落。良好的固位是固定桥必须具备的重要条件。

1. 固位原理 固定桥的固位原理与嵌体和冠修复体的固位原理一样,其固位力主要依靠摩擦力、粘接力和约束力,固定桥的固位依靠它们的协同作用。固位体粘固于经过预备的基牙上,与基牙连接成一个整体,固位力大小与基牙冠部形态和结构有关,与固位体的选择和设计有关。此外,固定桥基牙除承担自身的力外,还要分担桥体的额外力,以及对抗固定桥在功能运动中因应力变形带来的扭力。故固定桥固位体要求的固位力远比单个牙体缺损修复体的固位力大。

2. 影响固定桥固位的因素

(1)基牙受力的运动方式:在正常情况下,牙列中的每一个牙都是被牙周膜悬吊在窝内,具有一定的可动性的。当受到较大的颊舌方向、近远中向和垂直向外力时,可以显示这三个方向的生理运动。单颗牙修复时,修复体在该牙受力时可随同运动,三个方向的运动对修复体的固位影响都很小。但是,固定桥与多个基牙成为一个整体,使固定桥的基牙运动与单个牙的修复完全不同。固定桥的任何部位所受的任何方向、任何大小的力量,都会传递到各个基牙上,一个基牙的运动必然受到其他基牙的牵制,相互影响,难以预测。固定桥在牙列上的位置不同、桥的跨度不同、各基牙的条件不同,加之力的大小、方向、着力点不同等,使基牙受到极复杂的外力作用,不利于固位。

(2)上下颌牙的排列关系与固位:在正常的咬合情况下,上颌牙列呈弓形覆盖于下颌牙列的唇颊侧,形成正常的覆殆、覆盖关系。上颌牙列承受着较大的唇、颊向的非轴向力,有可能使上颌牙,特别是单根的上前牙向唇侧移位而失去牙间紧密的邻面接触关系,这对固定桥的固位是不利的。当前牙固定桥的一端基牙受到这种非轴向力的作用,将产生杠杆作用的扭力,迫使远端基牙舌向移位。如果远端基牙的固位体为固位不良的 3/4 冠,则可能发生舌向脱位;后牙固定桥研磨食物时需要较大的力,也要承受一定的非轴向𬌗力,但上后牙的覆𬌗、覆盖较小,只要固位体设计恰当,可以将这种非轴向力对固位的影响减至最小。

下颌牙列位于上颌牙列的舌侧,下颌牙的排列轴向比较垂直。咀嚼时,下颌牙主要承受舌向力,该力促使牙弓内收,使下牙间的近、远中邻面接触更紧密,有利于承受𬌗力并阻止下颌牙舌向移位。此外,下颌牙的牙轴较直,能够承受较大的轴向𬌗力,故对固定桥的固位影响较小。

(三)固定义齿的类型

临床上最常用的分类方法是按照传统固定桥的结构,分为双端固定桥、半固定桥、单端固定桥和复合固定桥。随着科学技术的发展,除了以上 4 种基本类型的固定桥,还出现了一些特殊结构的固定桥,如种植固定桥、固定—可摘联合桥、粘接固定桥等。

1.双端固定桥 又称为完全固定桥,其两端都有固位体,固位体和桥体之间的连接形式为固定连接。当固定桥的固位体粘固于基牙后,基牙、固位体、桥体和连接体成为一个相对固定不动的整体,𬌗力几乎全部通过两端基牙传导至牙周支持组织。在固定桥的设计中,双端固定桥是一种最理想的结构形式,也是临床应用最为广泛的设计形式。

2.半固定桥 两端有不同的连接体,桥体的一端为固定连接体,与固位体固定连接;另一端为活动连接体,多为栓体栓道式结构,通常栓体位于桥体一侧,栓道位于固位体一侧。当半固定桥就位后,位于桥体上的栓体嵌合于固位体的栓道内,形成有一定动度的活动连接。半固定桥一般适用于一侧基牙倾斜度大,或者两侧基牙倾斜方向差异较大,设计双端固定桥很难取得共同就位道时。

3.单端固定桥 又称为悬臂固定桥。单端固定桥仅一端有固位体和基牙,桥体与固位体之间由固定连接体连接,另一端是完全游离的悬臂,无基牙支持。这种设计制作较简单,就位容易,但是在设计中必须注意减轻对基牙不利的杠杆作用力。其增大了扭力矩、基牙极易倾斜、扭转而引起牙周组织创伤,故一般不能单独使用,尤其不可用于后牙,临床上应严格控制其适应证。

4.复合固定桥 是包含上述 3 种基本类型中的两种,或者同时具备 3 种的复合组成形式。比较常见的设计是 1 个双端固定桥连接 1 个单端固定桥,或者是连接 1 个半固定桥。故复合固定桥一般包含至少 2 个、或 3 个至多个的间隔基牙,包含 4 个或 4 个以上的牙单位。复合固定桥的基牙可能包含前牙、后牙或者同时包含前后牙,形成一个沿牙弓弧型的长桥。

(四)固定义齿的设计原则

固定桥修复能够最大限度地恢复患者的咀嚼功能、语音功能及缺失牙的解剖形态,基本上不改变口腔原有的环境,戴用舒适,容易适应,美观,是受患者欢迎的修复方式。与可摘局部义齿相比较,固定桥基牙的牙体磨除量较大,少数患者难以接受;固定桥制作的难度较大;固定桥修复有更为严格的适应范围,并非所有牙列缺损患者都适合固定桥修复。因此,修复前必须对牙列缺损患者的口腔局部环境进行周密的检查,并结合患者的个体特点和全身情况进行综合分析,确认能否达到固定桥修复的预期效果,制订完整的修复治疗方案。这一方案包括对余留牙的处理,对牙槽嵴的处理,对于牙龈组织的处理等,有可能涉及牙体牙髓、牙周、牙槽外科、正畸等治疗。

1. 固定局部义齿设计的基本原则

（1）恢复形态和功能的原则：固定义齿的修复应该最大限度地恢复缺失牙的形态和功能。固定桥作为一种修复体，应能恢复缺失牙的形态、咀嚼及发音等功能，恢复口颌系统功能的完整性。尽可能恢复缺失牙的形态和功能，是设计的重要原则之一。

（2）保护基牙及口腔组织健康的原则：固定义齿修复的设计必须遵循生物力学基本原则，能够长期保护基牙和口腔组织的健康。基牙是固定桥的基础，基牙的健康是固定桥存在及行使功能的重要前提。因此，应从基牙的牙体、牙髓和牙周组织三方面来考虑，保护桥基牙并维持其长期健康是固定桥设计必须遵循的原则。

（3）维护患者身心健康的原则：口腔咀嚼系统的健康对维护全身健康十分重要，是口腔修复的重要目的之一。重建口腔咀嚼系统的完整功能，有利于患者全身健康；美观、舒适的固定义齿可以使患者心情愉悦，提升生活质量。此外，由于义齿长期固定在患者口中，要求具有良好的生物安全性和长期稳定的理化性能。

2. 严格把握适应证　把握好固定桥修复的适应证，是关系到修复是否成功的首要前提。要防止各种目的下的固定修复滥用和不良的固定修复。要求既与患者充分沟通交流，同时要坚持原则，把握好适应证。只有遵循了固定义齿设计的基本原则，才能做出合理的修复设计，最大限度地避免不良设计和不良修复体带给患者的损害。

3. 固位体设计的一般原则　固位体要能抵御各种外力，并将外力传递到桥基牙及其支持组织上，同时保持本身的固定，不至于因外力而松动脱落，这样才能很好地发挥固定桥的功能。因此，它是固定桥能否成功的重要因素之一，其基本原则是：

（1）有良好的固位形和抗力形，能够抵抗各种外力而不至于松动、脱落或破损。

（2）能够恢复桥基牙的解剖形态与生理功能，前牙还应美观。

（3）能够保护牙体、牙髓和牙周组织的健康，预防口腔病变的发生。

（4）能够取得固定桥所需的共同就位道。

（5）固位体材料的加工性能、机械强度、化学性能及生物相容性良好；经久耐用，不易腐蚀和变色，不刺激口腔组织，无毒性。

（6）固位体一般分为三种类型，即冠外固位体、冠内固位体与根内固位体。

4. 选择基牙的一般原则　在固定义齿修复设计中，确定和选择基牙是十分重要的一步。基牙是固定桥的基础，基牙的健康是固定桥存在及行使功能的重要前提。基牙的主要功能是支持固定桥，负担着基牙自身和桥体额外的力，故要求基牙要有足够的支持负重能力；同时，固定桥靠固位体固定在基牙的冠或根上才能行使功能，因此要求基牙应能满足固位体的固位形要求，牙冠部或根部提供良好的固位形，所以基牙应有良好的固位作用，主要从支持、固位及共同就位道三方面进行考虑。基牙的支持能力的大小与基牙的牙周潜力有关，即与基牙牙根的数目、大小、长短、形态、牙周膜面积的大小及牙槽骨的健康密切相关。其基本原则是：

（1）基牙牙冠必须有足够的牙体组织、适当的形态和良好的牙体结构，为固位体提供固位形。基牙牙冠的形态和结构与固位体的固位形和抗力形有密切关系。

（2）基牙的牙髓情况应为无病变或经过完善的根管治疗。

（3）基牙牙根长大、多根分叉大的最好，冠根比应小于1:1。

（4）牙周及牙龈组织健康、骨吸收＜1/3，牙齿无松动。

（5）应注意牙的排列位置和方向，以获得共同就位道，选择基牙位置正常，倾斜度＜25°。

（6）咬合关系基本正常，对𬌗无过长，𬌗接触良好，磨耗度正常。

（7）剩余牙槽嵴的拔牙伤口愈合、骨稳定、牙槽嵴顶为咀嚼黏膜。

（8）口腔卫生良好的患者，患龋率低，愈合效果佳。

（9）年龄小的患者要考虑牙萌出的高度、𬌗稳定性及髓角高度。

5. 选择桥体的一般原则　桥体是固定桥恢复缺失牙形态和功能的重要部分。桥体的设计是否恰当，不仅关系到修复后的功能恢复，还会影响到牙颌系统的健康。其一般原则是：

（1）能够恢复缺失牙的形态和功能，维护牙弓的完整性。

（2）具有良好的自洁作用，有易于清洁的外形和良好的光洁度。

（3）具有足够的机械强度，材料化学性能稳定，经久耐用，有良好的生物安全性。

（4）形态色泽美观，舒适。

（5）桥体𬌗面大小和形态应与基牙的支持和固位力相适应。

（6）桥体龈面大小适宜，接触式桥体应与黏膜密合而不压迫黏膜。

（7）便于清洁，必要时可选择悬空式桥体。

（刘洪臣　李鸿波）

第二节　可摘局部义齿修复的知识

可摘局部义齿是利用天然牙、黏膜和骨组织作为支持，依靠义齿的固位体和基托来固位，用来修复牙列缺损，患者可以自行摘戴的一种修复体。

一、可摘局部义齿的支持方式

1. 牙支持式可摘局部义齿　缺隙两端均有天然牙作为基牙，且基牙上放置支托，义齿所承受的力主要由天然牙承担。适用于缺牙少、基牙稳固的病例，其修复效果较好。

2. 牙与黏膜混合支持式可摘局部义齿　义齿承受的力由天然牙和黏膜、牙槽骨共同承担，基牙上设置支托和卡环，基托适当伸展，尤其多用于牙列游离端缺失者。

3. 黏膜支持式可摘局部义齿　义齿仅由基托和人工牙及无支托的卡环组成。义齿所承受的力主要由黏膜和其下的牙槽骨承担。适用于缺牙多，余留基牙条件差或因咬合过紧无法磨出支托位置者（图4-2-1）。

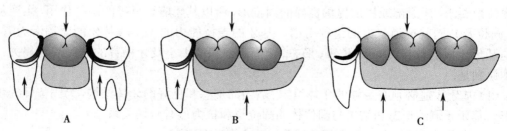

图 4-2-1　可摘局部义齿的支持方式
A. 牙支持式；B. 牙与黏膜混合支持式；C. 黏膜支持式。

二、牙列缺损的分类

（一）Kennedy 分类

Kennedy 分类是根据牙列缺损的情况，即根据缺牙所在部位及其与存留天然牙的关系，将牙列缺损分为四类（图 4-2-2）。

第一类　牙弓两侧后部牙缺失，远中无天然牙存在。

第二类　牙弓一侧后部牙缺失，远中无天然牙存在。

第三类　牙弓的一侧牙缺失，且缺隙两端均有天然牙存在。

第四类　牙弓前部牙连续缺失并跨过中线，天然牙在缺隙的远中。

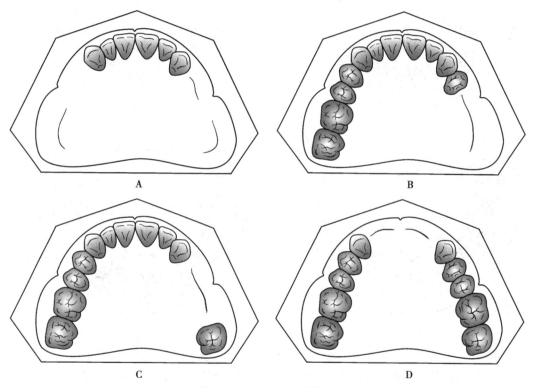

图 4-2-2　Kennedy 分类法

A. Kennedy 第一类；B. Kennedy 第二类；C. Kennedy 第三类；D. Kennedy 第四类。

Applegate 对 Kennedy 分类提出了 8 条具体应用法则，归纳如下：

法则 1：分类应以拔牙后为准。

法则 2：如果第三磨牙缺失且不修复，则不在分类之列。

法则 3：如果第三磨牙存在并作为基牙，则应在分类之列。

法则 4：如果第二磨牙缺失且不修复，则不在分类之列。

法则 5：以最后的缺隙间隙确定分类。

法则 6：以不作为确定主要分类的缺隙数量命名亚类。

法则 7：亚类命名仅考虑缺隙数量，不考虑缺隙范围大小。

法则 8：第四类为单缺隙，无亚类。

（二）Cummer 分类

Cummer 分类是根据可摘局部义齿直接固位体（主要是起支点作用的支托）的连线与牙弓的位置关系，将牙列缺损分为四类。固位体的连线称为支点线或卡环线（支托线）。某些学者认为支点线仅仅是通过两侧末端固位体的𬌗支托的连线，也把它称为转动轴（图 4-2-3）。

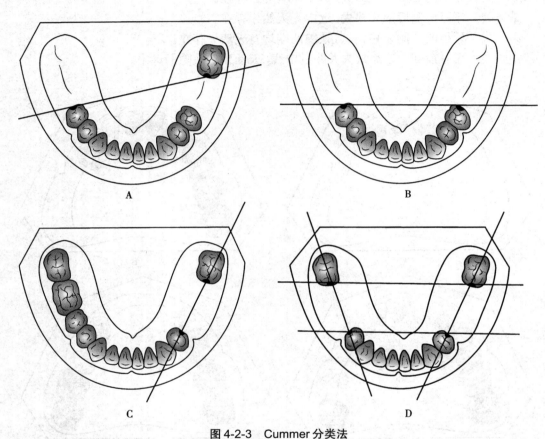

图 4-2-3　Cummer 分类法
A. 第一类斜线式；B. 第二类横线式；C. 第三类纵线式；D. 第四类平面式。

第一类　支点线斜割牙弓，即斜线式。
第二类　支点线横割牙弓，即横线式。
第三类　支点线位于牙弓的一侧而成前后方向者，即纵线式。
第四类　支点线构成多边形，即平面式。

三、可摘局部义齿的组成及作用

可摘局部义齿一般由人工牙、基托、支托、固位体和连接体等部件组成（图 4-2-4）。

（一）人工牙

人工牙是可摘局部义齿中代替缺失的天然牙，用于恢复牙冠形态、咀嚼功能的部分。

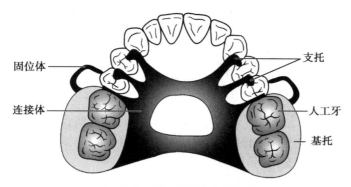

图 4-2-4　可摘局部义齿的组成

1. 人工牙的选择原则

（1）人工前牙：人工前牙应尽量满足美观和发音，并具有一定切割功能；形态、大小和色泽应与（对侧）同名牙对称，和相邻牙协调。

（2）人工后牙：人工后牙应满足较好的咀嚼功能，恢复适当的咬合关系；外形、颜色和大小应与（对侧）同名牙和邻牙协调。

2. 人工牙的种类

（1）按制作材料分类：可分为树脂牙、瓷牙和金属牙，以使用树脂牙为主。树脂牙与基托为化学性连接，不易脱落，有韧性，可根据需要调磨以适应不同缺牙间隙和咬合情况；但树脂牙易磨损老化、变色，咀嚼效能也较低。瓷牙借盖嵴面的金属钉或凹孔与基托相连，其硬度大，不易磨损，咀嚼效能高，美观更好；但易折裂和脱落，不易调改。金属牙是指人工牙的𬌗（舌）面或整个牙为金属制成，其硬度大、强度高，但美观差，适用于缺牙间隙过小、𬌗龈距过低者。

（2）按牙位分类：分为上前牙、下前牙、上后牙和下后牙。

（3）按𬌗面形态分类：分为解剖式牙、半解剖式牙和非解剖式牙。解剖式牙的牙尖斜度为33°或30°，正中𬌗时，上下颌牙间有良好的尖凹锁结关系，咀嚼功能好但侧向力大。不适用于义齿固位差或对颌牙已有明显磨损的情况。半解剖式牙的牙尖斜度为20°，上下颌牙间有一定的尖凹锁结关系，咀嚼效能高，且侧向力小，临床应用较多。非解剖式牙又称无尖牙或平尖牙，正中𬌗时，上下颌牙面间无尖凹锁结关系，侧向力小，适用于义齿固位差、对颌牙已显著磨损或为人工牙者。

（二）基托

基托又称基板，供人工牙排列，连接义齿各部件成为一个整体，可以修复牙槽骨、颌骨和软组织缺损，并能承担、传递和分散𬌗力，加强义齿的固位和稳定。按基托材料分为塑料基托、金属基托、金属塑料联合基托。

1. 塑料基托　色泽与黏膜相近，较美观，操作简单，易于修补和重衬。缺点是强度低、温度传导差、厚度大、不易自洁。

2. 金属基托　由金属铸造而成，精度高，强度大，温度传导和自洁好，较薄，但修理困难，难以修理和重衬。

3. 金属塑料联合基托　在塑料基托应力集中区用金属网加强，增加塑料基托的坚固性。

对于牙支持式义齿,在保证义齿足够的支持,固位和稳定,不影响唇、颊、舌等软组织运动的情况下,尽量减小基托伸展范围。对于混合支持式游离端义齿,应不影响唇、颊、舌及软组织运动的情况下尽量伸展基托范围,从而分散骀力。塑料基托一般厚 2mm,金属基托厚 0.5～1mm。基托不应进入倒凹区,边缘与黏膜和牙齿密合无压力。

(三) 支托

支托通常由金属制作,放置于天然牙上,具有支持义齿,防止义齿龈向移位;稳定义齿,保持卡环在基牙上的预定位置;传递骀力;防止食物嵌塞和恢复骀关系等作用。根据放置在天然牙上的位置分为骀支托、舌隆突支托和切支托。

1. 骀支托 一般位于后牙的近、远中边缘嵴上。铸造金属骀支托呈圆三角形或匙形,近骀缘处较宽,向骀面中心变窄;底面与支托凹呈球凹接触关系。骀支托颊舌向宽度为磨牙颊舌径的 1/3,或前磨牙颊舌径的 1/2;长度为磨牙近远中径的 1/4,或前磨牙近远中径的 1/3;厚度非贵金合 1.5mm,金合金 2mm;无铸造条件,可用 18# 扁钢丝弯制,宽 1.5mm,厚 1mm,长 2mm。长度超过基牙近远中径 1/2 的骀支托成为延伸支托。骀支托与小连接体形成≤90°角的连接。

2. 舌隆突支托 又称舌支托,设置于前牙的舌隆突上,多见于尖牙上。呈圆环形、钩形等。

3. 切支托 多设置于尖牙或切牙的近中切缘上,常用于下颌前牙。

(四) 固位体

固位体是使可摘局部义齿保持在适当位置的部件或装置,分为直接固位体和间接固位体。直接固位体是起主要固位作用、防止义齿骀向脱位的部件,分冠内固位体和冠外固位体。冠内固位体主要是冠内附着体如栓体栓道,冠外固位体主要是卡环、套筒冠和冠外附着体等。最常用的是卡环型固位体。间接固位体是辅助直接固位体固位的部件,主要起增强义齿稳定的作用。

卡环是直接卡抱在基牙上的冠外金属直接固位体。卡环由卡环臂、卡环体、支托、连接体组成,有的还包含近中邻面板。

1. 卡环臂 包括一个固位臂和一个对抗臂。固位臂的卡环臂尖位于倒凹区,是卡环产生固位作用的主要部分。卡环臂起始部分及对抗臂不进入倒凹区。

2. 卡环体 又称卡环肩。为连接卡环臂、支托和小连接体的坚硬部分,位于基牙轴面角的非倒凹区。防止义齿侧向和龈向移动,起稳定和支持作用。

3. 支托 详见支托部分。

4. 连接体 将卡环、支托和义齿大连接体或基托相连的部分,起连接作用,不进入倒凹区。

5. 近中邻面板 用于 RPI(或 RPA)卡环组中。

卡环可通过铸造或弯制成。铸造卡环精度高,弹性小,固位、支持和卡抱作用好。铸造钴铬合金固位臂可用于 0.25mm 深的倒凹,金合金固位臂用于 0.5mm 深的倒凹。弯制卡环弹性大,可调改,制作简单,用于 0.75mm 深的倒凹。弯制磨牙卡环常用直径 0.9～1.0mm 卡环丝弯制,前磨牙卡环常用直径 0.8～0.9mm 卡环丝弯制。

临床常用的卡环类型有圆环形卡环、圈形卡环、回力卡环与反回力卡环、对半卡环、联合卡环、长臂卡环、连续卡环、倒钩卡环、RPI 卡环组、RPA 卡环组等。

（五）连接体

连接体将义齿的各部分连接在一起，同时还有传递和分散𬌗力的作用。包括大连接体和小连接体。

1. 大连接体 将牙弓两侧义齿的各部分连接在一起。大连接体应具有较好的强度，不变形，不断裂；不妨碍唇、颊、舌等的运动；不应进入倒凹区，在相应部位（如上颌腭隆突、下颌舌隆突、骨突等）应缓冲；应尽量减少对牙或黏膜组织的覆盖。大连接体常用的类型有：

（1）腭杆：位于上颌腭部，根据位置不同分为前腭杆、后腭杆和侧腭杆。前腭杆：位于上腭硬区之前，腭皱襞之后，厚约 1mm，宽 6～8mm，离开牙龈缘至少 6mm。后腭杆：位于上腭硬区之后，颤动线之前，两端微弯向前至第一、第二磨牙之间；厚度为 1.5～2mm，宽度约 3.5mm。侧腭杆：位于上腭硬区两侧，离开龈缘 4～6mm，与牙弓平行，用于连接前、后腭杆；厚 1～1.5mm，宽 3～3.5mm。

（2）腭板：由前腭杆向前延伸至前牙舌隆突上形成前腭板；若向左右两侧延伸则形成马蹄状（U 型）腭板；若与后腭杆连接，则形成开"天窗"式腭板；若覆盖全腭区，则形成全腭板。

（3）舌杆：位于下颌舌侧龈缘与舌系带或黏膜皱襞之间，上缘低于龈缘 3～4mm。截面呈半梨形，宽度至少 4～5mm，上缘厚 1mm，下缘厚 2mm。选用舌杆时，患者龈缘到口底的距离需有 7～9mm。

（4）舌板：覆盖下前牙舌隆突区之上，不高于牙齿的中 1/3，延伸至邻间外展隙呈扇形波浪状。常用于口底位置较浅、舌隆突过大、需松牙固定和后牙游离端缺失需舌板发挥间接固位体作用等的情况。

2. 小连接体 把金属支架上的各部件，如卡环、支托、间接固位体、义齿基托等与大连接体相连。应具有足够的强度，避免压迫牙龈，不进入倒凹区。

四、可摘局部义齿的设计

（一）可摘局部义齿设计的基本要求

1. 保护基牙及其他口腔组织的健康 在义齿设计和制作过程中，避免过多磨切牙体组织，尽量利用天然间隙放置支托、间隙卡环等。义齿基托、卡环、连接体等的设置，也应尽量减少对天然牙的覆盖，各部件须与口腔组织密合，减少食物嵌塞、滞留，以防龋坏和牙龈炎的发生。应正确恢复上、下颌位置关系和𬌗关系，以及缺牙牙弓及相邻组织的外形。义齿的形态、范围不应妨碍周围组织、器官的正常功能活动。义齿的制作材料应对人体无毒、无害、无致敏和无致癌作用。义齿各部件（如卡环等）应防止使基牙受力过大，避免扭力、侧向力等损伤性外力对其牙周组织的损害。

2. 恢复咀嚼、发音和美观功能 恢复缺失牙的咀嚼功能是义齿修复的主要目的。可摘局部义齿所受𬌗力由基牙、基托下黏膜和牙槽骨共同来承担。应有利于保持牙周支持组织的健康、减缓牙槽嵴的吸收。如受力超过组织的耐受阈，则会造成牙周创伤、加速牙槽嵴的吸收。义齿修复应以维护口腔组织健康为前提，义齿的咀嚼功能应根据基牙的情况、咬合关系、缺牙区牙槽嵴的状况，恢复到一个合适的程度。一般在前牙区偏重于美观和发音，后牙区偏重于咀嚼功能的恢复。

3. 义齿应有良好的固位和稳定 义齿的固位和稳定状况，是能否发挥良好功能的前提。如果义齿的固位和稳定性能差，不但不能达到修复形态和恢复功能的目的，还可导致基牙及基托下支持组织的损伤和其他口腔疾患。

4. 舒适、戴用方便 在保证支持、固位与稳定的前提下，义齿尽可能做得小巧。义齿的部件与周围组织应尽量平滑衔接、和谐自然。能方便患者自行摘戴。

5. 经济、坚固耐用 义齿设计简单合理，制作简便，以降低制作成本，减少患者的经济负担。义齿应能承受力的作用而不变形、不折断。塑料基托可摘局部义齿要做到结构合理，对应力集中区或几何形态薄弱区予以加强设计，如通过基牙预备开辟足够间隙，采用金属加强网、金属/舌面或金属整铸牙等设计，以防止义齿折断。整铸支架式可摘局部义齿的设计既可使义齿比较舒适，又可达到坚固、耐用的效果。

（二）可摘局部义齿的支持、固位与稳定

可摘局部义齿的支持是指咀嚼活动中产生的负荷传递和承受的途径，主要由基牙和剩余牙槽嵴承担。固位是指义齿在行使功能过程中义齿不发生脱位。稳定是指义齿在行使功能过程中与支持组织间不发生相对运动（如翘起、摆动、旋转和下沉）。

1. 可摘局部义齿的支持 将负荷传递到基牙上的可摘局部义齿支持结构主要是支托、间隙卡和𬌗垫等。将负荷传递到牙槽嵴上的可摘局部义齿支持结构主要是基托，基托伸展范围越广，承担的支持作用越大。与基牙相比，牙槽嵴的支持能力较弱，因此牙支持式义齿的修复效果好于混合支持式义齿，黏膜支持式义齿修复效果最差。在可能的情况下，尽量获得基牙的支持。

尽量选择牙周、牙髓健康，牙冠完整，固位形好的牙作为基牙。有牙体疾患者须经完善治疗或修复。牙周疾患应治疗并控制稳定。在不妨碍周围组织功能活动的前提下，基托边缘应充分伸展。

2. 可摘局部义齿的固位 可摘局部义齿的固位力包括义齿部件与余留天然牙之间产生的摩擦力，义齿基托与承托区黏膜之间产生的吸附力、唾液膜的界面张力，以及大气压力。其中，摩擦力是可摘局部义齿最主要的固位力。

固位力的大小应适宜，过大过小都不好，一般 2～4 个固位体可以达到固位要求。通过调整倒凹的深度与坡度可以调节固位力（固位卡环臂尖进入倒凹越深，固位力越大；倒凹的坡度越大，固位力越大，一般倒凹坡度不应小于 20°）。通过调整基牙的分散程度，可以利用固位体间的相互制约作用调节固位力。调整就位道方向可以改变基牙倒凹的深度、坡度和制锁角大小，从而调节固位力。铸造和弯制卡环的选择与应用可以调节固位力。利用制锁作用、吸附力、表面张力和大气压力也可调节固位力大小。此外，导平面摩擦力也是义齿固位力的来源之一，其大小与导平面的数量、位置、面积、接触紧密程度以及导平面与就位道平行程度有关。

3. 可摘局部义齿的稳定 主要通过增加间接固位体（如增加远离支点线的平衡基牙、设置舌隆突支托）、在支点线同侧增加覆盖基牙或种植体、人工牙减数减径、制取功能性印模、游离端基托充分伸展、建立良好的咬合关系等，起到防止义齿翘起、摆动、旋转和下沉的作用。

第三节 全口义齿修复的知识

全口义齿是牙列缺失患者的常规修复方法。它由基托和人工牙两部分组成，靠义齿基托与黏膜组织紧密贴合及边缘封闭产生的吸附力和大气压力，固位于无牙颌的牙槽嵴上，借基托和人工牙恢复患者的缺损组织和面部外观，恢复咀嚼和发音功能。

一、无牙颌解剖标志与全口义齿的关系

（一）无牙颌的功能分区

全口义齿基托覆盖下的无牙颌组织，其各部位的组织结构不同，对义齿修复所起的作用也不同。根据组织结构特点，无牙颌可分为主承托区、副承托区、边缘封闭区和缓冲区4个区域（图4-3-1）。

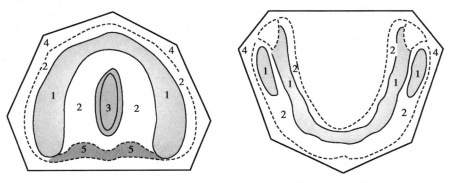

1.主承托区；2.副承托区；3.缓冲区；4.边缘封闭区；5.后堤区。

图4-3-1 上下无牙颌的功能分区

1.**主承托区** 主承托区包括上下颌牙槽嵴顶，除上颌硬区之外的硬腭水平部分以及下颌后部牙槽嵴颊侧的颊棚区。该区域是承担义齿咀嚼压力的主要区域，能够抵抗基托的碰撞而不致造成组织的创伤。义齿基托应与主承托区黏膜密合。

2.**副承托区** 副承托区包括上下颌牙槽嵴的唇颊侧和舌腭侧斜面。该区域不能承受较大的咀嚼压力，只能协助主承托区承担咀嚼压力，可抵抗义齿受到的水平向作用力，有利于义齿稳定。义齿基托也应与副承托区黏膜密合。

3.**边缘封闭区** 边缘封闭区包括上下颌口腔前庭沟底、唇颊舌系带附着部、下颌舌侧口底黏膜反折处、上颌后堤区和下颌磨牙后垫。该区域不能承受咀嚼压力，义齿基托边缘在此区域不能过度伸展，以免影响周围组织的功能活动或压迫黏膜，但也不能过短，唇颊舌侧基托边缘应由黏膜包裹，上颌义齿后缘的封闭作用，可借助黏膜的可让性对组织稍加压力，使义齿后缘与黏膜密合，形成完整的边缘封闭。

4.**缓冲区** 缓冲区是无牙颌的骨性隆突部位，如上颌隆突、颧突、切牙乳突、上颌结节颊侧、下颌隆突、下颌舌骨嵴以及牙槽嵴上的骨尖、骨棱等部位。该区域均不能承受咀嚼压力，全口义齿基托组织面在上述相应部位应做缓冲处理，以免因压迫导致疼痛，或形成支点而影响义齿的稳定。

（二）中性区

牙列缺失后，无牙颌口腔中存在潜在的间隙，在此部位义齿和周围软组织处于平衡的区域，人工牙处于这一位置，肌肉能够使义齿稳定而不是使其脱位。

（三）义齿表面

全口义齿的表面可分为 3 个部分，即组织面、咬合面和磨光面（图 4-3-2），对义齿的固位、稳定和舒适有很大的影响。

1. 组织面　组织面是义齿基托与口腔黏膜组织接触的面，基托覆盖下的组织区域称为义齿承托区。义齿在功能状态时承受的负荷通过组织面传递给支持组织。组织面必须与口腔黏膜组织紧密贴合，使全口义齿在口腔中固位。

2. 咬合面　咬合面是上下颌义齿人工牙咬合接触的面。全口义齿人工牙的咬合接触应广泛均匀分布且平衡，以便于咬合力在支持组织上均匀分布，有利于义齿稳定。

3. 磨光面　磨光面是义齿与唇、颊、舌侧软组织和肌肉接触的表面。磨光面应形成适当的凹斜面。磨光面的形态、基托边缘的厚度和人工牙的颊舌位置适合时，唇颊舌肌可以使义齿基托贴附于牙槽嵴上，增强义齿的固位；此外，唇颊肌与舌肌作用力平衡时，还有利于义齿的稳定。反之，易使义齿脱位。

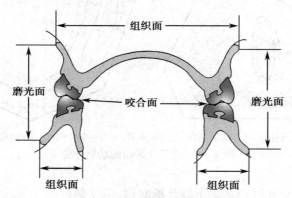

图 4-3-2　全口义齿的三个表面

4. 部分无牙颌解剖特点与全口义齿制作的关联　全口义齿在唇颊舌系带处应形成相应的切迹，以免妨碍系带的运动而影响义齿固位。切牙乳突可作为排列义齿人工前牙的重要参考标志。通常上中切牙唇面位于切牙乳突中点前 8～10mm，两侧上颌尖牙牙尖顶的连线通过切牙乳突中点前后 1mm 范围内。当牙列缺失后，上颌骨唇侧骨板吸收较多，使两侧上颌尖牙牙尖顶的连线多位于切牙乳突后缘。上颌全口义齿的后缘应在腭小凹后 2mm 处，并在前后颤动线之间向黏膜突起形成后缘封闭区。下颌颊棚区平坦、宽阔且与咬合力方向垂直，义齿基托在此区可伸展。因受咬肌前缘活动的限制，义齿基托边缘在远中颊角区不能较多伸展，否则会引起疼痛，咬肌活动时会使义齿上升松动。下颌总义齿基托后缘应盖过磨牙后垫的 1/2 或全部，磨牙后垫位置稳定，是确定𬌗平面和排列人工后牙的重要参考标志，下颌第一磨牙的𬌗面与磨牙后垫的 1/2 等高。从前后向看，下颌第二磨牙应位于磨牙后垫的前缘。从颊舌向看，磨牙后垫颊面、舌面向前与下颌尖牙的近中面形成一个三角形，一般情况下，下颌后牙的舌尖应位于此三角形内。下颌义齿基托边缘在舌下腺处不应过度伸展，舌的运动容易导致义齿脱位。

二、全口义齿的固位与稳定原理

固位和稳定是全口义齿获得良好修复效果的基础。全口义齿的固位是指义齿抵抗从口内垂直向脱位的能力，即抵抗重力、黏性食物和开闭口运动时使义齿脱落的作用力。全口义齿的稳定是指义齿抵抗水平和转动的力量，避免翘动、旋转和水平移动。

（一）全口义齿的固位原理

1. 吸附力　吸附力是指物体分子之间的相互吸引力，包括附着力和内聚力。附着力是指两种不同分子之间的相互吸引力。内聚力是指同种分子之间的相互吸引力。唾液与黏膜之间和唾液与基托组织面之间分别产生附着力，而唾液分子之间具有内聚力。吸附力的大小与基托与黏膜的接触面积、密合程度，以及唾液的质和量有关。接触面积越大、越密合，吸附力也越大。唾液的黏稠度较高，可加强附着力和内聚力；但过于黏稠，唾液不易被压成薄膜也不好。

2. 界面作用力　界面作用力是指将由液体薄膜吸附在一起的两个坚固的平行表面，分开时所产生的阻力，包括界面的表面张力和界面的黏张力。界面的表面张力是由两个坚固的物体表面之间的液体薄膜产生的，取决于液体湿润物体表面的能力。界面的黏张力是使两个由中间液体薄膜结合在一起的物体表面分离的作用力，取决于液体的黏性。基托面积越大，与黏膜越密合，唾液黏度越大时，黏张力所产生的固位力也越大。

3. 大气压力　当两个物体之间产生负压，而周围空气不能进入时，大气压力将两个物体紧压在一起。同理，当全口义齿受到脱位力作用时，如果基托与黏膜密合，空气不能进入时，就在基托与黏膜之间形成负压，在大气压力的作用下，基托与组织贴合而使义齿固位。基托边缘封闭越好，大气压力越强，义齿的固位也就越好。

4. 肌肉的夹持力　唇颊舌肌在义齿内外相互平衡，可使义齿保持在中性区的位置上。同时，唇颊舌肌作用于基托磨光面的凹斜面上，可对义齿形成夹持力。

（二）影响全口义齿固位和稳定的因素

1. 影响全口义齿固位的因素

（1）颌骨的解剖形态：颌骨的解剖形态直接影响到基托面积的大小。颌弓宽大，牙槽嵴高而宽，腭穹窿高而深，系带附着位置距离牙槽嵴顶远，义齿基托面积大，固位作用好。反之，固位作用差。

（2）义齿承托区黏膜的性质：黏膜厚度适宜，有一定的弹性和韧性，有利于固位。若黏膜过于肥厚、松软或过薄，没有弹性均不利于固位。

（3）义齿基托的边缘：全口义齿基托边缘伸展范围、厚薄和形状都影响义齿的固位。在不妨碍周围组织功能活动的前提下，全口义齿基托的边缘应充分伸展，并有适宜的厚度和形态。在上颌，基托唇颊边缘应伸到唇颊沟内。在唇颊系带处的基托边缘应做成切迹，以免妨碍系带的活动。在上颌结节的颊侧，基托边缘应伸展到颊间隙内，以利于固位。基托后缘应止于硬软腭交界处的软腭上，基托边缘可在此区稍加压，从而加强义齿后缘的封闭作用。义齿后缘两侧应伸展到翼上颌切迹。在下颌，基托的唇颊边缘应伸展到唇颊沟内，舌侧边缘应伸展到口底。唇、颊舌系带处边缘应做成切迹。基托后缘应盖过磨牙后垫的1/2或全部，义齿基托边缘应圆钝并且充满黏膜皱襞。

（4）唾液的质和量：唾液的质量影响吸附力、界面作用力和义齿基托的边缘封闭。唾液的黏稠度和分泌量应适宜,才有利于固位。过于黏稠或稀薄,或过多过少都不利于固位。

2．影响全口义齿稳定的因素

(1)人工牙的排列位置：人工牙排列的位置应处于中性区,此时唇颊舌肌力量平衡,有利于稳定；人工牙的排列还应尽量靠近牙槽嵴顶,若在水平向或垂直向偏离牙槽嵴顶过多,会使义齿以牙槽嵴顶为支点翘动；人工牙的𬌗平面应与牙槽嵴平行,且平分上下颌间距离。人工牙的排列还应形成适宜的补偿曲线和横𬌗曲线。

(2)咬合关系：义齿的咬合关系应建立在稳定、可重复的正确位置上。正中𬌗时,上下牙列间要有均匀广泛的接触。在正中𬌗、侧方𬌗和前伸𬌗时达到咬合平衡,无𬌗干扰。

三、颌位关系记录与转移

颌位关系记录与转移包括记录上、下颌在垂直和水平向位置关系,采用面弓记录上颌与颞下颌关节的关系,并将记录的上、下颌及颞下颌关节的三者位置关系转移并固定到𬌗架上。

(一)颌位关系记录

颌位关系记录是指用𬌗托来确定并记录在患者面部下 1/3 的适宜高度,以及两侧髁突在下颌关节凹生理后位时的上下颌位置关系,即确定并记录垂直距离和正中关系。

1．确定垂直距离　垂直距离为自然牙列呈正中𬌗时,鼻底至颏底的距离,也就是面部下 1/3 的距离。牙列缺失和牙周组织吸收后,上下无牙颌牙槽嵴顶形成的间隙称为颌间距离。确定垂直距离临床最常用的方法为利用息止𬌗间隙法,此外还有面部外形观察法、发音法、面部比例测定法以及利用拔牙前记录或以旧义齿作参考。上面几种方法可以相互印证,用蜡𬌗堤记录垂直距离。

2．确定正中关系　临床常用的方法有哥特式弓描记法、卷舌后舔法、吞咽咬合法、后牙咬合法以及医生手法辅助法。在确认患者能够咬合在正中关系位时,就可在原先已经确定好垂直距离的上下蜡𬌗堤之间放置记录材料(咬合记录硅橡胶或蜡)来记录正中关系。

3．蜡𬌗堤记录形态学信息

(1)前牙丰满度：医生修整蜡𬌗堤前部的前后位置和弯曲弧度,技师参考曲度排列人工牙。

(2)𬌗平面位置：修整上下蜡𬌗堤的分界面,在前部注意美观、协调,在后部注意平分颌间距离,与下颌运动协调,并符合横𬌗曲线和补偿曲线曲度。

(3)记录口腔中性区：一般将印模材料置于消减后的蜡𬌗堤唇颊舌面,记录唇、颊、舌肌肉作用的平衡区,供技师排牙参考。

4．在𬌗堤唇面画标志线　上下𬌗托形成后,将上下𬌗托就位于口中。以蜡刀刻画一些标志线于𬌗托唇面。标志线可用来选择人工牙的长度、宽度和指示人工牙排列的位置。

(1)中线：参照整个面形确定中线,并画在𬌗堤前部唇面,代表面部正中矢状面所在的位置,作为两个上中切牙交界的标志线。

(2)口角线：当上下唇轻轻闭拢时,画出口角在𬌗堤上的位置,口角线也是垂直于𬌗平面的直线。

(3)唇高线和唇低线：上下𬌗托在口中就位,嘱患者微笑,以蜡刀画出微笑时上唇下缘和下唇上缘的位置线,上唇下缘在上𬌗托唇面上形成凸向上的弧线和下唇上缘在下𬌗托唇面上形成凸向下的弧线。唇高线、唇低线也叫笑线。笑线又分微笑和大笑两种笑线。

（二）颌位关系转移

颌位关系转移，又称上𬌗架，就是将带有上下𬌗托的上下模型用石膏固定在𬌗架上，以便保持上下模型间的高度和颌位关系。𬌗架是一种固定上下𬌗托和模型的仪器，它具备与人体咀嚼器官相当的部件和关节，能在一定程度上模拟下颌的运动。上𬌗架需借助于面弓将患者上颌对髁突的固有位置关系，通过上𬌗托转移至𬌗架上。这样，上颌模型固定在𬌗架的位置就与患者上颌对颞下颌关节的固有位置关系相当，𬌗架就可在口外模拟患者的口内情况，以便进行排牙及排牙后的调𬌗，使在𬌗架上完成的全口义齿戴入口中，能更符合或更接近患者的实际情况。根据𬌗架模拟下颌运动的程度不同，可将𬌗架分为：不可调𬌗架、半可调𬌗架及全可调𬌗架。具体上𬌗架方法见后面操作部分。

（三）颌位关系检查

制作无误的全口义齿戴在患者口中作正中咬合时，上下颌牙列应有良好的咬合关系，也可能会出现下颌后退、下颌偏斜或前牙开𬌗的现象。

1．下颌后退　确定颌位关系时，如果患者作了前伸动作，而又未被及时发现，戴义齿时下颌回到正中咬合位置，就会出现下颌义齿后退现象。表现为上下前牙水平开𬌗，垂直距离增高。如果仅有很小范围的后退，可重新上𬌗架适当调改有关的牙尖即可。若后退的范围较大，必须返工或重做。

2．下颌偏向一侧　确定颌位关系时，如果患者下颌偏向左侧，戴义齿时下颌会出现偏向右侧的现象。表现为上下义齿中线不一致。应重新制作上颌或下颌义齿，有时需重做上、下颌义齿。下颌义齿偏斜也有假象，常因某处有疼痛所致，消除疼痛原因后，偏斜也随之消失。

3．前牙开𬌗　义齿前牙不接触，后牙接触为开𬌗。轻度开𬌗者，可重新上𬌗架磨改后牙牙尖，严重者应返工，重排后牙。但应鉴别有无假性开𬌗，如外斜嵴处黏膜过薄而形成硬区、磨牙后垫区取印模时受压致使相应的义齿组织面局部突起均可形成假性开𬌗。经检查修改后，开𬌗即可纠正。

（张少锋　田　敏）

第四节　口腔颌面部缺损修复的知识

口腔颌面缺损修复是口腔修复学的一个重要组成部分，是研究应用口腔修复学的原理和方法，以人工材料修复患者难以用自体组织和外科手术方法修复的颌面部缺损的一门学科。

因肿瘤、创伤以及先天因素所造成的口腔颌面部缺损，一部分可以通过颌面外科及整形外科的方法通过植皮、植骨、皮瓣转移等进行修复，恢复或部分恢复患者的容貌及丧失的功能。由于头面部器官的特殊解剖形态及组织结构，许多口腔及颌面部缺损如眼球缺损、眶缺损、颌骨缺损等均难以采用外科方法及自体组织进行修复；在一些情况下，即使可以采用手术修复，而患者的身体状况却不能忍受多次手术，因而许多患者的口腔颌面部缺损仍需采用人工材料的赝复体进行修复。

一、颌面部缺损的病因

颌面部缺损的原因有多种，大致可分为先天性和后天性两大类。

（一）先天性缺损

颌面部先天性缺损畸形较为常见，其多由遗传、基因突变、妊娠期病毒感染、外胚叶发育障碍等引起。

（二）后天性缺损

后天性缺损约占颌面缺损的 80% 以上，通常由外伤、肿瘤切除等引起，其缺损面积及程度较先天性缺损更为严重。

1. 外伤　由外伤引起的颌面部缺损通常面积较大，多为多器官的联合损伤，边缘不整齐，情况远较手术切除遗留的创伤更为复杂，且修复难度也更大。

2. 肿瘤切除　颌面部肿瘤切除是最常见的颌面部缺损。颌骨肿瘤，鼻部肿瘤，眼、眶部肿瘤及耳颊部肿瘤的切除都会留下颌面部缺损，其中大部分需采用颌面赝复体进行修复。

3. 其他　颌面部肿瘤还可能因放射治疗引起局部的放射性坏死，或因化疗引起局部瘤细胞脱落堵塞血管，引起局部缺血性坏死，造成颌面部缺损。此外，颌面部的一些炎症如走马牙疳、颌骨骨髓炎也可能引起颌面部缺损。

二、颌面部缺损的影响

颌面部暴露于外界，是构成人正常面部外形和容貌特征的最重要部分，此外颌面部器官还具有极其重要的生理功能：咀嚼功能、语言功能、吞咽功能、吮吸及呼吸等功能，颌面部缺损给患者带来的影响远较一般牙列缺损和牙列缺失为大，不仅造成生理功能的缺陷和丧失，而且因容貌的损坏给患者造成严重的心理损伤。因此，颌面缺损患者对修复的要求也更为迫切。

三、颌面部缺损的分类及修复特点

（一）颌面部缺损的分类

根据颌面部缺损组织部位的不同，颌面缺损修复大致可以分为颌骨缺损修复和面部缺损修复两大部分。

颌骨缺损比较复杂，上、下颌骨的解剖位置和结构也显著不同，再加上缺损的原因、缺损的范围以及缺牙情况等的差异，因而修复设计和制作方法各有不同。目前对颌骨缺损有不同的分类方法，有的是根据缺损病因和部位分类，有的是按照软硬组织的缺损情况进行分类，有的根据修复体设计的不同特点进行分类。

面部缺损根据缺损器官进行区分，具体为耳缺损、鼻缺损、眶缺损及复合颜面器官缺损等。

（二）颌面部缺损的修复特点

作为一种特殊的缺损形式，颌面部缺损的修复方法与常规义齿有较大差异，归纳起来，具有以下三方面特点：

1. 印模特点　颌骨缺损是多种多样的，其原有解剖形态也发生了很大变化，且需制取印模的范围通常较大，同时患者常有张口受限，因而采用一般常规方法难以取得完整而准确的印模，除个别托盘印模法外，还需采用一些特殊的取模方法，如裂缝托盘印模法、注射印模法等，在临床制取复杂缺损区印模时，通常不是单一地使用某一种印模方法，而是两种或几种方法的结合使用，才能获得最准确的印模。传统的颜面缺损印模方法与口内印模相同，但是存在患者不适，印模材料会造成软组织变形而影响精度等问题，近年来数字化印模已经成为颜面缺损印模的最佳方法。

2．固位技术　由于颌面缺损所形成的特殊解剖结构和组织特点，以及修复体的特殊固位要求，仅常规的义齿固位方法已不能满足修复体的固位要求，需采用一些特殊的固位技术。

（1）磁性固位技术：磁性固位技术是利用磁体与磁性材料之间的吸引力的原理发展成的一种固位技术，具有固位可靠、操作简单、可自动复位、无须调节修理、不传递侧向力，以及应用范围广等优点，现已成为改善颌面赝复体固位的重要手段，被广泛应用于多种颌面赝复体及各种义齿上，为颌面赝复体的固位开辟了新途径。

（2）种植固位技术：近年来，随着种植材料、种植基础理论和植入技术、赝复技术的发展，使得种植赝复技术得到了迅速发展，形成了多种材料、多种形态、多种植入形式、多种修复方式的种植体系列，并将其应用范围由单一的牙列缺损修复扩展到了颌面部缺损赝复，为颌面部赝复体提供固位及支持，显著提高了口腔及颌面缺损赝复水平。

（3）组织倒凹固位：利用组织倒凹固位是修复临床常用的一种固位方式，但在颌面缺损赝复中要利用缺损区的组织倒凹使赝复体保持固位则是困难的，因为硬的赝复体很难进入缺损腔的倒凹区，一旦进入又很难取出，不能满足颌面赝复体取戴方便、利于自洁的要求，因此必须采用一些特殊设计，并利用一些特殊材料才能利用组织倒凹使赝复体获得固位。

（4）粘贴固位：粘贴固位是利用特殊的生物胶或生物型粘接剂将软质赝复体黏附在缺损区边缘的皮肤上，粘贴固位法主要用于颜面部赝复体，如眶赝复体、义鼻、义耳。

（5）卡环固位：卡环是口腔缺损赝复中最为常用的固位体，在颌骨缺损的赝复中，若余留颌骨上仍有余留牙存留，那么卡环就仍然起着主要的固位作用。所以卡环固位是颌面缺损赝复中的一种重要的、不可替代的固位方式。对一侧上颌骨缺损赝复一般可设计 4～5 个卡环。卡环应尽量在靠近缺损区的基牙上设计卡环，即使是中切牙也不例外，侧切牙则按具体情况确定，可采用较细的卡环臂，减小卡环固位力。此外，根据可摘局部义齿平面固位的原则，卡环的位置要分散，以便获得一个最大的固位平面，减小前后翘动或左右摆动。在腭裂及外伤所致的前牙列严重畸形，需行双牙列赝复时，其卡环的位置与常规方法不同，此时应将卡环臂设计在基牙的舌侧，而将卡环体部及支架，设计在基牙唇、颊侧，以获得良好的固位稳定和美观效果。

（6）其他固位：颌骨及颜面部的缺损具有多样性的特点，因此其固位方法也具有多样性和特殊性。除前述的各种主要方法之外，在一些特殊情况下，还可采用下述方法来改善赝复体的固位，包括扩大基托面积法、眼镜架固位、弹簧固位、鼻孔插管固位、软衬垫固位等。

3．颌位关系记录　颌骨缺损后，由于局部颌骨支持组织的缺失，使得颌位关系的记录和转移较为困难，采用常规的颌位关系记录方法难以获得准确的颌关系记录。因而在临床上通常采用恒基托记录法，即在取得余留颌骨、牙列及缺损区的准确印模基础上，按照设计的修复体形式，在模型上制作卡环等固位体，继而用自凝或热凝塑料制作恒基托，利用恒基托来记录颌位关系。恒基托在记录颌位关系时不会发生变形，可以获得准确的颌位关系，也有利于口内排牙。同时还可利用恒基托检查模型的准确性，如果卡环、支托、基托与基牙和组织间不密合，则表示模型不准确，需重新取模，重新制作。

四、颌骨缺损的修复原则

颌骨缺损对患者的影响较大，修复设计较严格，要求也较高，邻近缺损区的组织也常有

不同程度的缺损或解剖结构变异,加之修复体的体积也较大,固位困难,这与一般修复有所不同。因此,修复时应遵循下列几个原则:

1. 早期修复 颌骨缺损不仅使口腔生理功能受到一定程度的障碍,面部产生不同程度的畸形,而且给患者带来莫大的痛苦,因此,尽早进行修复治疗是非常必要的。虽然永久性的修复最好在创口愈合后(一般在 2～3 个月)制作,但是临时性的修复则应越早越好。如在手术后立即戴入腭护板、翼状导板、预成颌骨修复体等,不但可保护手术区创面、免受唾液和食物的污染、减少瘢痕的挛缩、减轻面部畸形的程度、及早恢复部分的生理功能,而且对患者还起到了一定的安慰作用。

2. 以恢复生理功能为主 颌骨缺损的修复应尽可能恢复咀嚼、语言、吞咽、吮吸以及呼吸等生理功能为主。在恢复生理功能的基础上,再根据颌面部具体情况,尽量考虑面部外形的恢复。当功能恢复与外形恢复之间产生矛盾时应以功能恢复为主。

3. 保护余留组织 除必要的残根或过度松动牙的拔除,骨尖、骨突的修整,瘢痕组织的切除等外,应尽量保留余留组织。上颌骨缺损后,特别是在广泛缺损者,余留的口腔组织本来就已经不多,而这些余留组织对于修复体的固位和支持非常重要。因此,在修复过程中,对余留的口腔组织更应倍加爱护,不可轻易损伤。关于上颌骨缺损修复中余留牙的利用与保护,将在另节专门阐述。其他如牙槽嵴、带状瘢痕、鼻前庭、鼻咽腔等都可充分利用,以便减轻每个基牙或每个固位区的负担,以分散𬌗力,减少修复体的翘动和摆动,避免引起组织的创伤。邻近缺损区的周围组织,一般均较脆弱,易于出血,不能承受压力和摩擦,修复时必须注意加以适当缓冲,必要时可采用柔性材料,以减轻黏膜的负担。

4. 要有足够的固位 颌骨缺损的修复体往往体积较大,由于支持组织较少,修复体的翘动和摆动也较大。在设计时须经仔细检查,周密设计,尽量利用现有组织以获得足够的固位。颌骨缺损修复的效果,在很大程度上取决于修复体的固位效果。

5. 修复体要坚固而轻巧,使用方便而舒适 为了使修复体获得较好的固位和支持作用,修复体一般较大,结构也较复杂,这就增加了修复体的重量,对周围组织和固位都是不利的。因此,在取得足够的固位和支持的要求下,修复体还必须设计得既轻巧,又牢固,而且支架不宜过于复杂,一般要求修复体的总重量不超过 20g。因此,基托不宜过厚,在组织缺损区的基托应采用中空的形式以便减轻重量。总之,在设计时既要求固位良好,摘戴容易,使用方便,又要求就位后患者感到舒适。

(张春宝 白石柱)

第五节 种植义齿修复的知识

一、种植义齿的组成

(一)种植义齿的定义

20 世纪 60 年代 Branemark 教授提出的骨整合学说为现代口腔种植技术的临床实践奠定了理论基础。经过 50 余年临床实践的证明,口腔种植修复已经成为一种牙列缺损或缺失的常规临床修复技术。它以植入颌骨的人工种植体支持义齿,能减小甚至免除基托,提高患者的舒适度,又能达到良好的固位和稳定效果,使患者的咀嚼效率恢复到接近天然牙的程度。

种植义齿是在口腔缺牙区的牙槽骨内植入种植体（人工牙根），待种植体与牙槽骨形成骨结合后，再在其上端制作最终修复体，完成种植修复。其结构主要分三部分：种植体、基台、上部结构。种植体、基台及修复体共同承担固位、支持、殆力传导和恢复咀嚼功能。

（二）种植义齿的组成

临床上常用种植系统通常由三部分组成：

1. 植入体　植入体是植入骨内的部分，目前流行的仍是预制件。植入体是植入骨组织内替代天然牙根的结构，具有支持、传导、分散殆力的作用。植入体必须采用生物相容性优异材料，如钛金属材料、生物陶瓷等。迄今为止，钛仍是牙种植体的首选材料。纯钛种植体具有良好的理化性能和生物相容性，比重小，强度高，无磁性，收缩性小，屈服强度和疲劳强度均高。大部分植入体是由商业纯钛，即4级钛制成。目前普遍认为，以纯钛金属制成的骨内植入体能够产生良好的骨结合界面，其形状可为圆柱形、锥形、可带螺纹，也可不带螺纹。表面进行粗化处理，适度粗糙的表面比光滑的表面具有更高的骨—种植体结合率，保证了种植体在骨组织内的长期存留。

2. 基台　基台是牙种植体穿过软组织的部分，通常用螺丝将它固定在种植体上。基台通过其下端的内连接或外连接抗旋转结构与种植体上端通过中央螺丝固定、连接；是可摘或固定种植义齿修复体的附着结构。基台的材质结构、被动适合性及连接结构的抗旋转力学性对种植义齿稳定性及功能效果十分重要。

3. 上部结构　上部结构是指修复体通常所具有的冠、桥、支架、附着体等结构。与常规义齿相比，种植义齿可通过标准预制的构件，更方便、更精确地通过基台将修复体与种植体相连接。

4. 种植体相关辅助部件　包括愈合帽、牙龈成形器、中央螺丝等。

二、种植义齿上部结构的种类

上部结构的种类较多，一般分为可摘上部结构和固定上部结构。

固定上部结构有三种修复设计种类：种植单冠、种植联冠和种植固定桥。因牙缺失数量及修复设计等的差别，上部结构组成包括以下一种或几种构件：

1. 人造冠及人工牙　通过粘接或螺丝与基台连接固位。

2. 金属支架　与基台和/或天然牙相连的金属结构，起到增加上部结构强度、固位及分散咬合力的作用。

3. 基托　种植义齿的基托边缘伸展少、范围较小。

4. 固定螺丝　又称修复体螺丝，它是将上部结构与种植体的基台相连接的螺丝，可拆换。在杆卡式覆盖种植义齿中则称为接圈固定螺丝；在桥架式种植义齿中则称为桥接圈固定螺丝；若螺丝是水平性的固定，则称为水平螺丝。

5. 附着体　种植义齿的附着体与半固定或活动固定联合桥者相类似，可分为杆卡式、栓道式、套筒冠式、球帽状附着体以及磁性附着体等。

三、种植义齿的设计原则

种植义齿修复过程应严格遵循以下原则：

1. 恢复缺失牙的形态和功能　牙齿的解剖外形、排列、咬合关系维持着牙列的功能，并保护牙周及支持组织,牙列不同程度的缺损均对形态和功能有影响。

种植义齿修复的目的之一是恢复缺失牙的形态和功能。前牙主要恢复发音、美观和切割食物功能,后牙主要恢复咀嚼功能并恢复面下 1/3 高度。种植义齿遵循常规义齿的要求,应恢复人工牙轴面的适当突度,维持与余留天然牙的邻接关系、适当的外展隙和邻间隙,以及良好的咬合关系。

2. 良好的固位、支持和稳定

(1)种植义齿的固位力:种植义齿在行使咀嚼功能时,要接受各个方向外力的作用,能够抵御各种作用力而不发生移位和脱落,需要足够的固位力。固位差的种植义齿不仅不能发挥义齿的作用,还可能造成种植体及支持组织的创伤。种植义齿的固位力与基台的聚合度、基台的骀龈高度、基台与固位体的密合程度、螺丝的紧固度及数量密切相关。

(2)种植义齿的支持:骨性结合的种植体能够将适度的力量传导到支持组织,种植体与骨组织不发生相对位移,可为种植义齿提供良好的支持。种植体与周围骨组织的骨性结合程度直接影响种植义齿的支持力。骨性结合率越高,种植体周围的骨组织量越大,能够提供的支持力就越大。在相同的条件下,种植体的数目越多、支持力越大,且每个种植牙上承受的力量相对减小。

种植体的位置异常,可能造成应力在种植基牙上分布不均;局部种植体分布过于密集、不均匀,不但影响种植体周围骨组织血供,还可能影响邻近天然牙牙周组织健康;局部种植体过少,桥体跨度过大,每个种植基牙上承载负荷增加,有可能导致过载。此外,种植体的排列异常时,种植义齿难于获得共同就位道,义齿不容易排在中性区,可能受杠杆作用造成种植体松动。

(3)种植义齿的稳定性:在生理咀嚼运动中,种植义齿在承受各方向咬合力时,能够保持平衡的能力,即为稳定性。固定种植义齿的稳定性类似固定义齿,由于采用粘接或螺丝固位,良好的固位使种植义齿相对稳定。其稳定性与种植义齿在承受骀力时是否产生较大的杠杆作用有关,而杠杆作用的大小与种植义齿的结构设计有关。

影响其稳定性的因素有:①两个种植基牙的桥体与支点线位置的关系。当桥体中心位于支点线上时,稳定性较好;桥体中心位于支点线一侧或前方时,偏离越多,则稳定性越差;②在种植体固位好的情况下,多个种植基牙的种植义齿应呈三角形或四边形的支持面,以获得最佳的稳定性;③设计有单端桥体时,悬臂的长度影响种植义齿的稳定性。悬臂越长,稳定性越差,对固位也极为不利。

3. 保护口腔组织健康,保护余留牙

(1)种植体周围骨组织的健康:种植体周围、种植体与天然牙之间应该有足够的骨组织包绕(≥2mm),这是保证种植体周围口腔组织和余留牙健康的生物学基础。在设计和制作种植义齿各组成部分时,应使骀力的大小和方向合理传导分散,在种植体骨界面避免应力集中而导致的骨吸收和牙龈退缩。

(2)种植体颈部软组织的健康:在保证种植体周围骨组织健康稳定的前提下,种植义齿的外形应符合生理解剖要求,便于自洁。上部结构与种植体或者基台吻合部位应具备较高的精密度,且高度抛光,以减少细菌附着和菌斑形成。

(3)口腔余留牙的健康:在上部结构的设计和制作中,应遵循维护口腔余留牙的良好状态的原则,以便与种植义齿形成相互协调、功能互补的完整牙列。种植义齿与天然牙的邻接面应符合牙体解剖要求，既不对天然牙产生过度压力，又不引起食物嵌塞。如果设计为种植体与天然牙混合支持式种植义齿时，考虑到骨性结合的种植体与骨组织有直接的、紧密的连接，无临床可探及的动度，应力容易从种植体传导到周围骨组织。为了防止过载现象发生，应适当增加基牙数，减小桥体跨度，减小牙尖斜度。种植体和基台之间适当弹性缓冲后，再与天然基牙连接；种植基牙支持部分与天然基牙支持部分采用半固定连接，都可以改善天然牙—种植牙固定桥的受载应力分布。

4. 坚固耐用　种植义齿上部结构及其连接部件应该选择具有较高机械强度的材料，以保证种植义齿能够在口腔环境中长期存留，行使功能。

5. 美学　随着口腔种植技术的不断发展，患者对种植义齿修复效果的要求，也不仅仅只限于恢复咀嚼功能，对美学效果的重视程度也越来越高，这在修复上颌前牙的病例中尤为突出。仔细的术前设计和对患者条件的正确评估是获得理想美学效果的前提。

（1）结合诊断蜡型及口内情况，检查缺牙间隙、骨量、牙龈生物学类型、邻牙牙槽嵴高度、笑线。根据这些检查结果来确定种植体的直径、长度、穿龈高度、植入位置以及是否需要骨增量技术来维持软组织稳定性。

（2）利用二期软组织成形手术，配合过渡义齿的临时修复，来引导和成形良好的种植体周围软组织形态。

（3）最终修复体的制作要综合考虑外形、突度、色泽等因素，模拟缺失牙的外观，软组织量不足时可以选择色泽逼真的牙龈瓷进行修复。

第六节　附着体、套筒冠义齿修复的知识

一、附着体义齿的分类

（一）附着体义齿的定义

附着体义齿是以附着体为主要固位形式的可摘义齿、活动—固定联合义齿和覆盖义齿。附着体义齿的设计中采用固定义齿、种植义齿、覆盖义齿和活动义齿的某些特点。

附着体通常由阴性和阳性两部分结构组成，其一部分与基牙或种植体结合，另一部分与义齿的可摘部分或桥体结合，从而为义齿提供良好的固位、稳定和美观。采用附着体为修复体的固位体在临床上可适用于各种类型的牙列缺损、牙列缺失、颌面部缺损的修复治疗。由于附着体的种类很多，而且各类附着体的固位原理有所不同，使口腔修复临床设计选择面更广，提高了修复效果。

（二）附着体义齿的分类

1. 根据附着体的制作方法和精密程度　可将附着体分为精密附着体和半精密附着体。前者是金属预成品，附着体的两部分能密切吻合，使用时，将其焊接或铸接于义齿的相应部位。后者是指用塑料铸模或压模预成品制作的金属附着体。

2. 根据附着体与基牙的关系　可将附着体分为冠内附着体、冠外附着体和根面附着体。冠内附着体指固定在牙冠上的附着体部分隐藏在牙冠内，而冠外附着体指其固定部分突出于牙冠外，根面附着体是利用根桩固位的一类附着体形式。

3. 根据附着体的阴阳两型之间固位力是否可调节　分为主动固位式附着体和被动固

位式附着体。

（1）主动固位式附着体：阴阳两型之间固位力可以调节，如果发生磨耗，固位力会改变。它主要用于可摘局部义齿和覆盖义齿。

（2）被动固位式附着体：固位力不能增加也不能减少，主要用于基牙的就位方向有问题时，用在跨度较大的非游离缺失的可摘义齿的两端，或者在固定——活动联合修复之间起应力中断作用。

4. 根据附着体之间的结合方式可将其分为刚性附着体和弹性附着体 一般情况下，精密附着体属于刚性附着体；半精密附着体属于弹性附着体。刚性附着体的阴阳两部分之间只能顺就位道的方向滑动，其他方向几乎没有运动，主要用于非游离缺失时修复体的两端，由基牙的附着体支持义齿，而没有软组织支持。弹性附着体在完全就位后，其两部分间能有一定方向、一定幅度的运动，能起应力中断作用，用在游离缺失或跨度很大的非游离缺失时，可以分散和缓冲对基牙有害的力量。

5. 根据附着体固位的物理原理 分为机械式附着体和磁性附着体、杆卡式附着体、球帽式附着体、按扣式附着体等，大部分附着体均属于机械式附着体。

6. 根据临床适应证将附着体分为两大类 一类用于口腔内余留牙较多时，包括各种冠内冠外附着体；另一类用于口腔内余留牙很少、需作覆盖义齿时，包括按扣式附着体、杆卡式附着体、磁性附着体和套筒冠等。

7. 根据附着体的制作工艺可分为成品附着体和自制附着体。

二、附着体义齿的设计

附着体义齿的修复体设计可按不同的分类方法进行讨论，如按附着体的类型、牙列缺损类型、修复体的结构等。本章分类设计是以可摘式附着体、固定式附着体义齿和覆盖式附着体义齿进行叙述。

（一）可摘式附着体义齿

可摘式附着体义齿一般是指牙列缺损修复设计中，选择附着体为主要固位体的修复体形式。由于牙列缺损的类型众多，在牙列缺损修复设计中可选择的附着体类型很多，因此在修复体设计时需根据患者的情况而定。本节按牙列缺损缺牙区的部位进行讨论。

1. 牙列末端游离缺损修复 牙列末端游离缺损的修复治疗中，因义齿的远中端无基牙支持，而且缺牙区的黏膜有被压缩性，使义齿在行使咀嚼功能时，游离端受力黏膜被压缩，基牙易受到扭力，造成基牙牙周组织创伤，因此在采用附着体为修复体的固位体时，应充分考虑到此特点，在选择附着体时需注意以下问题。

（1）缺牙数目：牙列缺损的缺牙区缺牙数较少，在修复体设计选择附着体类型时，可选用刚性的冠内附着体和冠外附着体。如单侧下颌第二磨牙缺损时，可考虑采用冠内附着体，并作单侧修复体设计。

如单侧下颌磨牙缺失时，附着体义齿设计必须考虑修复体应连接到缺牙区对侧，使义齿得到平面固位，防止义齿翘动。

如双侧末端游离缺损时，附着体义齿设计必须考虑到基牙承受殆力的能力，在选择附着体类型时，还需考虑殆力分布，一般在选择附着体类型时应考虑选用缓冲型附着体，减少对基牙产生的负荷。

（2）基牙承受力：牙列末端游离缺损修复设计中，考虑到在修复体受到咀嚼𬌗力时，因末端游离缺牙区基托下软组织被压缩，会对缺牙区邻近基牙产生扭力，因此缺牙数目多或基牙承受𬌗力的能力略低时，应该考虑选用缓冲型附着体，以减轻基牙的受力，同时应选择 2 个以上的牙齿，用联冠形式作联合基牙，以加强基牙的支持力，降低对基牙所产生的扭力。

（3）牙列非末端游离缺损修复：牙列非末端游离缺损包括后牙区或前牙区的部分牙齿缺失，而且此类缺牙区的情况各异，因此在附着体义齿设计时，因视缺牙区范围，缺牙区邻牙的状况而定。

2. 后牙区天然牙缺失　单侧后牙区部分天然牙缺失的修复设计时，修复体的附着体类型选择面较广，由于缺牙区两端都有基牙支持，一般可选用刚性的冠内和冠外附着体，使缺牙区的受力能传递至基牙。如单侧缺牙区缺牙数较少时，还可作单侧修复体设计。如缺牙区缺牙数目较多时，修复体需双侧设计以到达平面固位，以增加修复体的稳定性。

双侧后牙区均有天然牙缺失，在修复体设计时一般选择两个附着体即可，因两个附着体已能达到良好固位。在选择附着体安放的位置时，通常考虑在近缺牙区近中端基牙处设计附着体，在缺牙区远中端可放置𬌗支托，以起到支持与稳定作用。

3. 前牙区天然牙缺损修复　牙列中前牙区天然牙缺损修复设计时，也可考虑采用附着体为固位体的修复体类型，附着体选择一般采用体积小的前牙附着体类型，此类附着体同样能取得良好的固位效果，牙列前牙区缺损附着体义齿设计，在缺牙区两侧邻牙的近中可安置附着体的一部分结构，而另一部分结构放置在桥体处，修复体其他部分设计同固定义齿相似，此类修复体与固定义齿不同点为能自行摘戴。

（二）固定式附着体义齿

牙列缺损修复设计中因缺牙区两侧邻牙向缺牙区倾斜，此时此类牙列缺损一般不宜设计固定义齿，因为可预测到缺牙区两侧基牙在牙体预备时无法取得共同就位道。然而因各种因素仍选择固定义齿修复，此时在修复体设计中可考虑通过附着体连接，将附着体一部分结构与基牙的金属基底冠或金属全冠连接成整体，而附着体另一部分结构与固定义齿的桥体连接成整体，固定义齿固位体可分步粘接固位，并通过附着体连接形成一个单位固定义齿，解决缺牙区两侧基牙无法取得共同就位道的牙列缺损固定义齿修复。此类病例的固定式附着体义齿设计时也应考虑到烤瓷冠或金属全冠与附着体连接侧，可选择基牙支持力相对弱的一侧，因为可相对减轻该侧基牙的负担。

（三）覆盖式附着体义齿

覆盖式附着体义齿设计中所选择的附着体，主要为根面附着体和种植体基桩为附着体的类型。通常临床根据基牙情况和种植体类型以及医生对修复体的设计可选择不同附着体类型，如球帽式附着体、杆卡式附着体、磁性附着体等，由于覆盖义齿中使用附着体固位，使得义齿固位性能明显提高，有利患者咀嚼效能恢复，有关覆盖式附着体义齿详细内容详见覆盖义齿章节。

三、套筒冠义齿

套筒冠义齿是指套筒冠为固位体的可摘义齿。套筒冠固位体由内冠与外冠组成，内冠粘固在基牙或安置的上部结构上，外冠与义齿其他组成部分连接成整体，义齿通过内冠与外冠之间的嵌合作用,产生固位力,使义齿取得良好的固位与稳定,义齿的支持由基牙、种植体或基牙与基托下组织共同承担。

圆锥型套筒冠是此套筒冠类型中被修复学界认可为较理想的固位体,该固位体内冠为圆锥型,内冠与外冠之间形成契合作用,固位力可以调节,采用该固位体的义齿稳固性好,能较好恢复咀嚼效能。

(一)圆锥型套筒冠义齿的特点

1. 固位力调节 圆锥型套筒冠固位力的调节是通过调整内冠的角度,进而调节固位效果,不会因基牙数多,使修复体摘戴困难。

2. 固位力维持久 圆锥型套筒冠固位体的固位力不会随义齿使用时间与摘戴次数增加而降低。由于内冠圆锥体与外冠外锥体之间密合嵌合,在反复摘戴摩擦后,仍不会降低密合度,因此能保持固位体的固位力。

3. 牙周组织的健康 圆锥型套筒冠义齿,基牙有高度抛光的金属内冠覆盖,义齿摘下后,内冠表面容易清洁,菌斑不易附着,使基牙牙周组织保持良好的卫生状态,防止龈缘炎的发生。义齿在就位后固位体内、外冠之间接触产生固位力,当义齿取出的瞬间固位力迅速丧失,对基牙不产生任何不利的外力。

4. 牙槽骨的保存 圆锥型套筒冠义齿在承受船力时,船力通过固位体传递至基牙,通过基托传递至牙槽骨的黏膜,将力分散,不会使缺牙区的骨组织和余留牙受力过大,引起牙槽嵴的吸收和黏膜的萎缩或增生,相反这些组织能得到生理性刺激,有利保存牙槽骨高度。

5. 船关系的调整 圆锥型套筒冠义齿修复,可将倾斜牙、伸长牙进行调整,恢复符合患者自身的咬合关系。

6. 牙周夹板效果 圆锥型套筒冠义齿就位后,将基牙与基牙之间连接成整体,起到牙周夹板的作用,义齿受力时,使修复前的单个牙运动,转变成基牙的整体运动,增加了基牙承受船力的能力。

7. 牙体制备量大 圆锥型套筒冠固位体的内冠有一定要求,在基牙牙体制备时,削磨的牙体组织量较多。有活力的基牙在进行制备时难度大,容易损伤基牙牙髓组织,或者因削磨牙体组织量大,髓室接近金属内冠壁,在金属内冠粘固后,遇冷热刺激,容易引起牙髓炎症。因此,套筒冠基牙很难保持其牙髓的活力,选择该修复方法时,必须认真考虑此缺点。

8. 内冠颈缘金属线 当圆锥型套筒冠义齿清洁时,将修复体取出,金属内冠暴露,影响美观,为了加强套筒冠外修复体的固位体瓷层或树脂层的强度,在固位体的唇颊面颈缘处有一条金属保护线。

(二)圆锥型套筒冠义齿适应范围

圆锥型套筒冠义齿适用范围很广,一般固定义齿和可摘局部义齿的适用范围,都可作为其适应证。但义齿制作的工艺要求较高,费用较贵,同时牙体预备量大,必须有共同就位道等要求,因此在采用该修复方法作修复设计时,应根据缺牙区、基牙、牙周组织健康状况,保护口腔硬软组织的原则,患者对修复的具体要求,综合分析,慎重选择其适应证。

适应证包括:①多数牙缺失,少数牙残存的牙列缺损修复;②咬合重建修复;③牙周病及牙周病伴牙列缺损修复;④各种类型牙列缺损都可采用圆锥型套筒冠作修复体的固位体。

禁忌证包括:①髓角高的年轻恒牙;②牙体易患龋病的患者;③龋患未经治疗;④义齿承托区及其周围组织有黏膜病或其他疾患。

（三）圆锥型套筒冠义齿的组成

圆锥型套筒冠义齿一般由圆锥型套筒冠固位体、人工牙或桥体、基托、连接体等部件组成。

1. 圆锥型套筒冠固位　圆锥型套筒冠固位体由内冠与外冠组成。金属内冠粘固在基牙上，外冠与内冠之间密合嵌合形成固位力，为义齿提供固位作用。

圆锥型套筒冠固位体可按内、外冠之间接触形式分为两类。

（1）非缓冲型圆锥型套筒冠固位体：此类固位体的内、外冠之间为密合嵌合。一般用于牙周支持组织条件好的牙齿，能对义齿起到良好的支持与固位作用。

（2）缓冲型圆锥型套筒冠固位体：固位体的内外冠之间存在一定间隙，临床用于基牙牙周支持组织条件略差，或为了减轻基牙承受的𬌗力时采用。

2. 人工牙　人工牙根据义齿制作工艺不同，有不同类型。在圆锥型套筒冠义齿中起恢复缺失牙的解剖形态和功能的作用。

按制作工艺和材料不同，可分以下几种类型人工牙：

（1）树脂牙（成品牙）：一般采用成品复色层树脂牙，其色泽和透明度较好，解剖形态与天然牙相似，在人工牙排列和咬合关系调整时，选磨比较容易，人工牙与基托结合牢固，不易脱落。

临床大都用在天然牙缺失较多的缺失牙区域的人工牙修复。

（2）金属烤瓷牙：在圆锥型套筒冠义齿金属支架的桥体基底上，选用同牙列中余留天然牙色泽相似的瓷粉，堆积和塑型，在真空高温烤瓷炉中烧结熔附形成金属烤瓷牙。

临床用于缺失牙较少的牙列缺损修复，人工牙制作同固定义齿桥体的制作方法相同。

（3）金属树脂牙：根据义齿设计，在缺牙区的金属支架或金属桥体基底上，用与余留牙色泽相同的树脂按缺失牙的形态，对𬌗牙咬合关系，分层雕塑被修复的牙齿形态，在固化炉中固化形成树脂牙。此类人工牙色泽与天然牙接近，与义齿结合性能好，不易折断。

临床用于缺失牙较多的牙列缺损修复或类似固定桥结构的修复。

3. 基托　基托种类与可摘局部义齿相同，根据设计要求，可选用金属基托或塑料基托。

圆锥型套筒冠义齿的基托部分，主要将人工牙或固位体上所受到的𬌗力，通过基托传递至基托下支持组织，并分散𬌗力，减轻基牙负荷的作用。

4. 连接体　与可摘局部义齿相同，分大连接体和小连接体，但是桥体结构的圆锥型套筒冠义齿的连接体与固定桥相同。

圆锥型套筒冠义齿大连接体主要有腭板、腭杆、舌板、舌杆。在义齿中起到分散𬌗力，加强义齿强度和连接义齿各组成部分作用。

小连接体又称脚部。小连接体的连接强度要求较高，通过小连接体将固位体与其他组成部分形成牢固连接，应能防止义齿的连接体部位折断。

（四）套筒冠的固位原理

1. 固位体的固位原理　圆锥型套筒冠固位体的固位原理与不同刀刃角度的刀在楔入物体时，外力相同，刀刃角度越小楔入物体越深，而拔出越困难的基本原理相似。

2. 圆锥型套筒冠内冠角度与固位力　圆锥型套筒冠固位力大小可根据固位力计算公式进行推算，但所推算结果是否与临床实际的义齿固位力相符合。圆锥体的内聚角度越小，固位力越大。而当内聚角度超过8°后，固位力基本消失。

3. 圆锥型套筒冠与义齿固位

（1）义齿固位力：固位体的固位力大小与义齿的固位与稳定有着密切关系，圆锥型套筒冠固位体根据内冠内聚角度可推算固位力。因此，义齿的固位力比较容易控制。若多基牙的圆锥型套筒冠义齿，可根据基牙的条件与位置，选择 3～4 颗基牙，在制作内冠时，控制内冠轴面向牙合方内聚度为 6°，义齿的固位力能控制在 1.5～2kg 范围，而其他基牙的内冠的内聚度大于 8°。此时圆锥型套筒冠义齿在修复牙列缺损后，义齿能达到良好固位，又能摘戴自如。

（2）对基牙负荷：圆锥型套筒冠固位体在义齿就位时由于内冠轴面与外冠组织面之间嵌合作用产生固位力，而当义齿取出时，固位体外冠与内冠之间分离的瞬间，基牙内冠轴面与外冠组织面脱离接触，使固位力下降为零，此时对基牙不产生负荷。

（3）固位力保持：圆锥型套筒冠义齿长期使用后，仍能保持良好固位力。

（五）设计要点

1. 固位体设计　圆锥型套筒冠固位体的内冠粘固在基牙上，外冠随内冠的内聚方向就位，当内外冠密合嵌合产生固位力，同时固位体外冠将恢复该基牙的解剖形态，达到应有的效果。

（1）内冠按设计要求，必须达到应有的内聚度，保持义齿所需的固位力。内冠轴面和牙合面应该平整光滑，不能出现轴面的凹陷或凸度，影响固位体内外冠之间的密合嵌合，使固位力下降或丧失。轴面和牙合面交角不应形成直角，应形成钝角。

（2）外冠应恢复该基牙的解剖形态，与邻牙之间形成正确接触，唇颊面和舌面突度与邻牙协调，外冠邻面颈部与邻牙之间有一定的间隙，应有良好自洁作用。牙合面与对牙合牙有正确的咬合接触关系。

（3）内、外冠之间的接触关系应根据设计要求。非缓冲型圆锥型套筒冠固位体的内外冠之间应密合，保证固位体的固位力。缓冲型套筒冠固位体的内外冠应保持一定的间隙，保证固位体有缓冲作用，减小基牙牙周支持组织的负荷。

（4）圆锥型套筒冠固位体的内外冠边缘应光滑，边缘位置应正确，不宜过长，压迫龈组织，也不宜过短，使颈部牙体组织暴露，不能形成悬突，影响自洁作用。

（5）固位体内外冠所选用的材料应相同，生物相容性好。

（6）内冠内聚度直接与固位力大小有关，在内冠内聚度设计时，根据义齿中固位体的作用决定。固位支持型固位体的内冠内聚度为 6°，而支持型固位体的内冠内聚度为 8°。内冠制作时，内聚度必须严格控制，才能达到设计要求。

（7）内冠冠壁厚度一般约在 0.3mm：根据基牙的牙体制备后的形态，以及内冠内聚度的要求也可作调整，但不宜过厚，因为外冠若采用金属烤瓷或金属树脂，制作外冠时，外冠的唇颊面的瓷层厚度，必须同金属烤瓷冠相同，外冠金属基底至外冠唇颊面的表面应保留 1.5mm 的空间，用于烤瓷瓷层或树脂层的外冠形态的塑造。如果内冠内壁过厚，会影响固位体外冠唇颊面的形态。

（8）固位体内冠与外冠的颈缘有其要求：内冠颈缘与基牙颈部的斜面肩台密合接触，不应有悬突。在牙体制备时，基牙颈部形成斜面肩台，能保证内冠颈缘有一定厚度，铸造件颈缘完整。内冠粘固后颈缘无悬突或缺陷，与基牙颈部结合处平整光滑。内冠的基牙肩台宽度一般为 0.3mm。外冠颈缘除金属固位体外，金属烤瓷和金属树脂外冠唇颊侧都需金属颈缘保护线，使瓷层或树脂层不因义齿摘戴，而引起瓷层或树脂层折裂。金属保护线宽度一般在 0.2～0.4mm。

2．人工牙设计　圆锥型套筒冠义齿的人工牙设计，根据义齿设计的方案不同而不同。若缺牙数目小，基牙条件尚好，非牙列末端游离缺损，义齿设计一般选用基牙支持式的圆锥型套筒冠义齿，缺牙区人工牙的设计同固定桥。若缺牙数较多，基牙条件不佳，义齿设计为基牙和黏膜混合支持式圆锥型套筒冠义齿，缺牙区人工牙视缺牙的部位、数目、患者的要求而定，一般有几种选择：①若缺牙区缺牙数少，可采用桥体形式修复缺失牙；②若缺牙数多，缺失牙一般可选用树脂成品的人工牙修复，但按设计要求也可采用桥体形式。

缺牙区人工牙的设计，除根据义齿的支持形式外，还得征求患者意见，特别在选择金属烤瓷和金属树脂牙，应慎重，此类人工牙的制作费用较高。

缺牙区人工牙的排牙及要求同固定义齿和可摘局部义齿相同。

3．连接体设计　圆锥型套筒冠义齿的连接体，按义齿设计的支持形式不同而有所区别。混合支持式圆锥型套筒冠义齿的连接体同可摘局部义齿，可分为大连接体和小连接体，基牙支持式圆锥型套筒冠义齿的连接体同固定义齿，桥体与固位体之间形成固定连接体。

义齿中的大连接体，主要有腭杆、腭板、舌杆、舌板。其作用和要求同可摘局部义齿相似。

小连接体的作用是把圆锥型套筒冠固位体与义齿的其他部件牢固地连接为整体。连接体设计具体要求为：①小连接体必须有足够的强度，防止受力后连接部折断；②小连接体的连接区域，在外冠近中或远中轴面的中 1/3 处；③小连接体的形态有多种，如工字型、柱型、三角型等。一般厚度在 1.5mm，宽度在 2mm 以；④小连接体的底部与黏膜之间，应有1.5mm，以便基托的树脂充填。

基牙支持式圆锥型套筒冠义齿的连接体设计与具体要求同固定义齿相同。

4．基托设计　圆锥型套筒冠修复体的设计中，如采用混合支持式，其修复体的基托可选用塑料基托和金属基托。具体要求：①基托的伸展范围、厚度、与黏膜的关系、磨光面的外形同可摘局部义齿的设计要求基本相同；②牙周病伴牙列缺损病例，缺失牙多，牙周组织破坏吸收较多，在采用缓冲型圆锥型套筒冠义齿设计，此时必须考虑扩大基托面积、减少患牙承受的𬌗力；③义齿的基牙数多，牙周组织状况较好，基托的面积可小于可摘局部义齿，减少异物感。

═══ 第七节　口腔正畸的知识 ═══

一、错𬌗畸形的分类

各种错𬌗畸形的病因和形成机制各不相同，表现也多种多样。为了能更好地对各种错𬌗畸形进行分类，以便从分类中能进一步了解错𬌗畸形的病因、形成机制、临床表现，从而有助于临床诊断、矫治设计和研究，必须对各种错𬌗畸形进行分类，其中安氏（Angle）错𬌗畸形分类法是目前国内外常用的分类法。

（一）Angle 理想𬌗

现代口腔正畸学的创始人 Angle 认为，理想𬌗的正常、协调咬合应该是：①每一个恒牙与在同一牙弓内的左右邻牙保持理想的邻接关系。有拥挤的，应当排除拥挤；有旋转的应当得到矫正；②上颌的每一颗恒牙应当保持与下颌牙有理想的咬合关系；③坚持保存全口32颗恒牙。

（二）Angle 错拾分类法

Angle 错拾分类法已经应用了一个多世纪，是目前国际上最为广泛应用的一种错拾畸形分类方法。Angle 认为，上颌第一恒磨牙是位于上颌骨的颧突根之下，而上颌骨又固定于颅骨上，其位置相对恒定而不易错位，因此 Angle 称上颌第一磨牙是拾的关键，而各类错拾畸形均是由下颌、下牙弓在近远中向的错位引起的。因此，他以上颌第一恒磨牙为基准，将错拾畸形分为中性错拾、远中错拾与近中错拾三类。

1. 第 I 类错拾—中性错拾 上下颌骨及牙弓的近、远中关系正常，磨牙关系为中性关系，此时上颌第一恒磨牙的近中颊尖咬合于下颌第一恒磨牙的近中颊沟内，而畸形主要表现在牙弓前段。如果口腔内全部牙齿排列整齐而无错位者，此时称之为正常拾；若磨牙为中性关系而牙列中存在错位牙者，称为中性错拾或第 I 类错拾。

第 I 类错拾可表现为牙列拥挤、上牙弓前突、双牙弓前突、前牙反拾、前牙深覆拾、后牙颊、舌向错位等。

2. 第 II 类错拾—远中错拾 上下颌骨及牙弓的近、远中关系不调，下颌及下牙弓处于远中位置，磨牙为远中关系；如果下颌后退 1/4 个磨牙或半个前磨牙的距离，即上下第一恒磨牙的近中颊尖相对时，称为轻度远中错拾关系或开始远中错拾。若下颌或下牙弓更加位于远中关系，以至于上颌第一恒磨牙的近中颊尖咬合于下颌第一恒磨牙与下颌第二前磨牙之间者，则称为完全远中错拾关系。根据 II 类错拾畸形的机制，又可以分为骨性 II 类和牙性 II 类错拾。

第 II 类，第一分类：磨牙为远中错拾关系，上颌前牙唇向倾斜。

第 II 类，第一分类，亚类：一侧磨牙为远中错拾关系，而另一侧为中性关系，且上颌前牙唇向倾斜。

第 II 类，第二分类：磨牙为远中错拾关系，上颌前牙舌向倾斜。

第 II 类，第二分类，亚类：一侧磨牙为远中错拾关系，而另一侧为中性关系，且上颌前牙舌向倾斜。

第 II 类第一分类可表现为上前牙前突、前牙深覆盖、深覆拾、上唇发育不足和开唇露齿等，第 II 类第二分类的症状可能有内倾性深覆拾、面下 1/3 过短、颏唇沟较深等。

3. 第 III 类错拾—近中错拾 上下颌骨及牙弓的近、远中关系不调，下颌及下牙弓处于近中位置，磨牙为近中关系；如果下颌前移 1/4 个磨牙或半个前磨牙的距离，即上第一恒磨牙的近中颊尖与下第一恒磨牙远中颊尖相对时，称为轻度的近中错拾关系或开始近中错拾。若下颌或下牙弓更加位于近中关系，以至于上颌第一恒磨牙的近中颊尖咬合于下第一、第二恒磨牙之间，则称为完全的近中错拾关系。根据 III 类错拾畸形的机制，又可以分为骨性 III 类和牙性 III 类错拾。

第 III 类错拾可表现为前牙对拾、反拾或开拾，上颌后缩或下颌前突等。

Angle 错拾畸形分类法具有一定的科学理论基础和简明、易懂的特点，对临床诊断和治疗设计具有重要的指导意义，因此，多年以来一直是国际上公认和最为普遍使用的一种错拾分类方法，并在口腔正畸的临床、教学与科研中得到了广泛的应用。

二、错𬌗畸形的矫治原则

（一）Angle Ⅰ类错𬌗畸形的矫治原则

个别牙错位或者轻度拥挤的安氏Ⅰ类错𬌗不需要拔牙，甚至中度拥挤的安氏Ⅰ类错𬌗在综合考虑后，也不需要拔牙。上、下牙弓的矫治必须协调进行。通常的方法是首先计划矫治下牙弓，再根据下颌牙弓形态和位置，矫治上颌牙弓的位置。如果要使疗效稳定，下牙弓的大小和形态必须合适。重度拥挤的安氏Ⅰ类错𬌗往往需要拔牙。在Ⅰ类错𬌗病例中，常常根据下牙弓来决定是否需要拔牙。如果下牙弓需要拔牙，上牙弓也应该拔牙。这样才有足够的间隙排齐上牙弓，并与下牙弓保持正确的咬合关系。

（二）安氏Ⅱ类错𬌗畸形的矫治原则

有三种方法可以矫治Ⅱ类一分类错𬌗：①拔牙矫治；②通过远中移动上颌牙齿建立Ⅰ类关系的不拔牙矫治；③正颌外科手术。

治疗方案的选择要考虑Ⅱ类错𬌗的严重程度和患者的年龄。对于有生长潜力的患者，通常选择不拔牙、生长改良的方法。一般采用活动或者固定的功能矫治结合固定矫治。

（三）安氏Ⅲ类错𬌗畸形的矫治原则

1. 早除病因　Ⅲ类错合的治疗原则是尽早祛除病因，早期矫治，阻断矫治错位的牙齿、牙弓和颌骨关系的异常，抑制下颌的生长，促进上颌的生长。

2. 尊重主诉　对于Ⅲ类的矫治，注重患者的主诉是非常重要的。明确患者的主诉是要求改正拥挤，改正反𬌗，还是要改善面型。

3. 综合判断　对于患者的畸形表现，我们需要做一综合判断，是骨性、牙性、功能性还是混合性的。需要确定患者的骨骼畸形的严重程度、有无牙槽代偿以及拥挤的程度，覆𬌗的大小及患者是否可以退到切对切，确定生长发育的量，从而制订相应的治疗措施。

三、矫治器的组成

矫治器是产生或传导矫治力以矫治错𬌗畸形的装置。矫治器按固定方式可以分为固定矫治器和活动矫治器。

固定矫治器系统包括带环、颊面管、托槽和矫治丝。

活动矫治器由固位部分、加力部分和连接部分组成。固定部分包括卡环、邻间钩、唇弓和基托；加力部分包括弹簧、弓簧—唇弓、舌弓、橡皮圈、螺旋簧、上颌平（斜）面导板和磁性材料；连接部分包括基托、唇弓、舌弓和腭杠（杆）。

四、保持器的分类

（一）活动保持器

1. 哈雷式（Hawley）保持器　由腭侧基托、双曲唇弓和一对磨牙单臂卡环组成，基托可以覆盖硬腭的全部，也可做成马蹄形。唇弓应与4个切牙或6个前牙轻轻接触而无任何压力。

2. 透明硬胶保持器　由聚氯乙烯（PVC）膜热压制而成，透明、对发音影响小，患者易于接受，但较容易损坏。

3. 改良式哈雷式（Hawley）保持器　由基托和牙弓两侧各形成一个垂直曲的长唇弓组

成，唇弓由两侧最后磨牙的远中进入基托，轻轻调节唇弓的垂直曲可增加该保持器的固位。

4．夹板式保持器 唇舌侧两部分塑料基托由跨过尖牙与侧切牙和磨牙与前磨牙间两外展隙的钢丝连接形成夹板，塑料基托内埋入 0.9mm 和 0.1mm 直径的钢丝以增加强度。夹板舌侧上缘止于前牙舌隆突以上，其他部位均止于牙冠的外形高点以上。下缘以盖住附着龈为宜，远中至第一磨牙颊舌沟处。夹板厚度 1.5～2.0mm。注意过𬌗面的钢丝不要放于拔牙部位，以免已关闭的拔牙间隙重新散开。

（二）固定保持器

1．固定舌弓 用于牙弓长度或宽度矫治改变后的保持。

2．固定舌侧丝保持器 连于两个尖牙之间的固定舌侧丝，可直接粘接于尖牙的舌隆突上。

3．修复体保持器 由于牙量小于骨量，或因恒牙缺失，牙列内仍余留较大间隙时，以及成年人辅助性正畸治疗后，一般需要固定或可摘修复体修复。

（刘洪臣　李鸿波）

第五章 口腔材料学知识

第一节 印模材料的种类、性能及应用

口腔印模是精确复制和重现口腔软硬组织，包括单颗牙齿、全牙列以及口腔黏膜形态和关系的阴模。制取口腔印模所用的材料即口腔印模材料。口腔印模是在印模材料调拌后具有流动性和可塑性时由托盘承载放入口腔中适当位置，待其凝固后取出获得的。在印模基础上灌制石膏或其他模型材料，凝固后从印模中脱离，获得口腔组织的阳模。此过程可将患者口腔组织形态精确地复制成为模型，供医生和技师进行诊断、治疗设计以及修复体的制作。

一、理想的印模材料需要具备的性能

1. 易于操作、价格适中。
2. 良好的流动性和可塑性。
3. 亲水性，与口腔组织良好的润湿性。
4. 适宜的凝固时间。
5. 足够的机械性能、回弹性，避免印模从口腔内脱出时产生形变或撕裂。
6. 尺寸稳定性。
7. 具有患者易于接受的气味、味道和颜色。
8. 安全性，无毒无刺激性。
9. 能够消毒而不发生性能改变。
10. 与模型材料相容性好。
11. 足够长的保质期。

二、印模材料的种类

印模材料依据凝固后有无弹性，可分为弹性印模材料和非弹性印模材料；根据材料凝固后能否恢复原来状态、可否多次反复使用，又可将印模材料分为可逆性和不可逆性印模材料。临床常用印模材料的种类见表 5-1-1。

表 5-1-1 临床常用的口腔印模材料种类

非弹性印模材料		弹性印模材料	
可逆性	不可逆性	可逆性	不可逆性
打样膏	石膏印模材料	琼脂印模材料	藻酸盐印模材料
印模蜡	氧化锌丁香油糊剂		硅橡胶印模材料
			聚醚橡胶印模材料
			聚硫橡胶印模材料

三、临床常用印模材料

　　口腔软硬组织存在倒凹，凝固后的印模材料若要顺利地从口腔中取出，则必须具有足够的弹性，并且通过组织倒凹时产生的变形能完全恢复，获得精确的印模。非弹性印模材料凝固后没有弹性，难以从具有倒凹的口腔组织中取出，且发生变形后不能恢复，因此目前临床应用的多为弹性印模材料。

（一）藻酸盐印模材料

　　1. 组成　藻酸盐印模材料有粉剂型和糊剂型两类。粉剂型为粉剂与水调拌使用，糊剂型为糊剂和胶结剂硫酸钙调拌发生凝固反应。由于糊剂型保存不便，操作比较麻烦，临床上使用较多的为粉剂型藻酸盐印模材料。粉剂型藻酸盐印模材料主要成分和作用见表5-1-2。

表 5-1-2 藻酸盐印模材料的成分及作用

组成	含量（质量）	作用
藻酸钾/藻酸钠	12%～15%	溶于水，形成溶胶
二水硫酸钙	8%～16%	胶结剂，与溶于水的藻酸反应形成不溶性藻酸钙（凝胶）
硅藻土	60%～70%	调节印模材料的稠度
磷酸钠	2%～4%	与硫酸钙反应，延缓藻酸钙形成
硫酸钾、或硼酸盐类	10%	组织藻酸盐与石膏模型材料的反应，保持模型表面光滑
乙二醇酯	适量	降低粉尘扩散
香料和色素	适量	调节颜色，改善患者口感

　　2. 性能　藻酸盐印模材料从调拌后的溶胶状态经化学反应形成凝胶，此过程不可逆，藻酸盐为不可逆性水胶体印模材料。藻酸盐印模材料一般分为常规凝固型和快速凝固型。常规型从调拌开始到凝固约 4.5min，操作时间达到 2min。快速凝固型调拌时间为 30～45s，工作时间为 1min。水温升高可以缩短凝固时间，水粉比例也会影响材料的凝固时间。藻酸盐印模材料柔软有弹性，从患者口腔中取出存在 2%～4% 的永久变形率，其受压变形与受力时间存在相关性。因此材料凝固后应快速从患者口腔取出，以减少材料受压力的时间，降低永久变形。藻酸盐为水胶体印模材料，凝固后含有大量水分，尺寸稳定性较差。为了获得精确性良好的模型，取得印模后应尽快灌制石膏模型。可以依据厂商推荐的方式和时间进行印模表面的消毒处理。

　　3. 用途　藻酸盐印模材料具有操作简便、凝固时间适宜以及价格低廉等优点，通常用于制取正畸印模、参考模型、固定义齿的对颌模型、全口义齿或可摘局部义齿的印模。正确操作获得的藻酸盐印模能够满足临床大多数模型的要求。藻酸盐印模材料要获得理想的性能，正确的粉液比是必要的。目前厂商大多配备量取粉和水的器皿，使操作简便。手工调拌藻酸盐印模材料在 1min 内形成光滑、无颗粒奶油状，用来制取口腔印模。气温升高时可将调拌用水存放于冰箱中冷藏，以获得更长的操作时间。制取印模后要尽快完成模型灌制，如因条件限制不能立即灌制模型，应将印模置于潮湿的密闭容器或塑料袋中保存，不应超过 30min。藻酸盐印模材料储存时应注意盖严容器盖，避免受潮。

（二）琼脂印模材料

1. 组成 琼脂为海藻类植物中提取的一种有机亲水性的多糖物质。

2. 性能特点 琼脂属于可逆性水胶体印模材料，在加热到 71～100℃溶化成为溶胶，具有良好的流动性，温度降低至 35～50℃时转变为凝胶，此变化为物理变化，具有可逆性。与藻酸盐印模材料相同，琼脂受压变形程度与时间存在相关性，因而凝固后应尽快从口腔中取出。琼脂印模材料的强度较低，尺寸稳定性差，应尽快完成模型灌注。

3. 用途

（1）与藻酸盐联合制取口腔印模：琼脂印模材料与藻酸盐印模材料联合使用可以取得较为精确的印模。琼脂多装在柱形塑料管中，在水浴箱中加热保持流动性，使用时用注射器注入牙齿周围，再用托盘承载藻酸盐印模材料制取印模。

（2）复模应用：琼脂印模材料的另一用途则是作为口腔修复体制作室复制模型使用。在义齿制作过程中，经常需要将患者的石膏模型进行精确复制，翻制耐火材料模型，在其上进行蜡型的制作，然后进行包埋铸造，或保留主模型进行铸造支架的试戴及进一步义齿的制作处理。由于琼脂印模材料具有足够的弹性和强度，并且具有良好的流动性可以复制模型细微结构，迄今仍是复制模型的常用材料。一般来说，复模用的琼脂印模材料可以回收使用 20 次左右。

（三）橡胶印模材料

橡胶印模材料又称为弹性体印模材料，以人工合成橡胶为主要成分。有缩合型硅橡胶、加成型硅橡胶、聚醚橡胶和聚硫橡胶四种材料可供临床使用，目前临床应用最多的为前三类。

1. 缩合型硅橡胶印模材料 该材料在凝固过程中会有乙醇副产物生成，挥发后体积收缩影响印模精确性，应尽快灌模。适用于全口义齿、可摘局部义齿、冠桥印模的制取。二次印模法可以提高印模的精确性。

2. 加成型硅橡胶印模材料 这类材料用于取代缩合型硅橡胶和聚硫橡胶印模材料，凝固后尺寸稳定性好，含有表面活性成分的材料具有一定的亲水性，可以再现口腔组织的细节。反应过程中无小分子副产物生成，尺寸稳定性优于缩合型硅橡胶。根据材料的黏稠度分为低稠度、中等稠度、高稠度和超高稠度（即油泥）。依据印模制取的部位和目的不同常常需要将不同稠度的材料联合使用。材料为双组分包装，基质和催化剂在使用时进行混合，有手工调拌、机器混合和注射型三种。制取印模后灌模时间可以延迟，为了给材料足够的回复弹性变形的时间，有厂商建议印模制取后 2h 灌模为佳。加成型硅橡胶价格较高，主要用于对精度要求较高的固定修复体、精密附着体、种植义齿修复的印模制取，以及咬合记录制取。

3. 聚醚橡胶印模材料 性能与加成型硅橡胶相似，具有良好的亲水性，能够在潮湿的口腔组织表面取出精确的印模。室温下工作时间 2～3min，凝固时间 6min，凝固后质地较硬，适用于冠桥、嵌体、贴面等固定修复。

第二节　模型材料的种类、性能及应用

模型主要是指利用印模材料将口腔软、硬组织形态和关系印取后，以模型材料灌注而成的阳模。作为口腔组织的复制物，模型可以用来研究和制订治疗计划（研究模型）；进行修复体的制作（工作模型）；经过修整的单颗或多颗牙齿模型用以完成固定修复体的制作（代型）。根据模型的临床应用目的不同，对于模型材料的性能要求也有所不同。例如：对研究模型的精度要求就没有对于代型的精度要求高。获得精准的模型是制作合格修复体的必要环节。随着数字化技术的发展，口腔内扫描数字化印模，并经 3D 打印口腔模型得到越来越广泛的应用（本节不做讨论）。

一、良好的模型材料应具备的性能

1. 良好的流动性、可塑性及细节再现性。
2. 具有足够的操作时间，凝固时间又不会过长，满足临床需求。
3. 精确性和尺寸稳定性好。
4. 凝固后具有足够的机械强度，不易出现断裂、磨损。
5. 与印模材料不发生化学反应，保证模型表面光洁。
6. 价格合理，易于获得。

二、种类及组成

目前牙科用模型材料主要有两大类，石膏模型材料和环氧树脂模型材料，目前在临床上广泛使用的仍为各类石膏模型材料。石膏模型材料主要成分是半水硫酸钙。由生石膏（二水硫酸钙）加热煅烧脱水生成。依据煅烧脱水的条件不同，生成的半水硫酸钙产物物理和机械性能不同，得到临床上使用的普通石膏（熟石膏）、人造石（硬质石膏）和高强度人造石（超硬石膏）。

1. 熟石膏　主要成分是 β- 半水硫酸钙，还含有较多未脱水的二水硫酸钙以及过度脱水的无水硫酸钙。临床产品多为白色粉状。为保证调拌后材料具有良好的流动性，每 100g 石膏粉需水 45～50ml。

2. 硬质石膏（普通人造石）　由生石膏（二水硫酸钙）采用湿热煅烧脱水，生成的晶体为 α- 半水硫酸钙，晶体规则致密，呈棱柱状，颗粒均匀，调拌时需水量小，每 100g 硬质石膏需水 28～30ml。

3. 超硬石膏（高强度人造石、改良硬石膏）　采用精选的高密度生石膏为原料，添加化学试剂一起加热，湿法煅烧、高压脱水形成 α- 半水硫酸钙，晶体颗粒更加规则致密，调拌时每 100g 超硬石膏需水 19～24ml。

三、凝固原理和影响因素

1. 凝固原理　石膏模型材料凝固的原理是半水硫酸钙粉末与水调拌后发生化学反应，生成二水硫酸钙沉淀的过程。由于晶体的体积和孔隙率不同，不同石膏材料调拌时需水量不同。需水量越多的材料在凝固过程中过多的水分并不参与反应，只是提供材料必要的流

动性。凝固后水分包裹在材料中，随着水分的挥发，在材料中形成孔隙，从而影响材料的机械性能。

2．加速剂和缓凝剂　某些化学试剂的加入可以加速或延缓石膏模型材料的凝固。硫酸钾是常用的加速剂，2%浓度的硫酸钾水溶液可以使石膏模型材料的凝固时间由10min缩短至4min。硼酸钠和枸橼酸钠能延长石膏凝固时间。

3．水粉比对石膏性能的影响　水/粉比越大，石膏凝固时间越长，凝固后孔隙多，强度低，膨胀小。水/粉比越低，凝固时间短，石膏流动性差，模型容易出现缺损或大的气泡，凝固膨胀大。虽然水粉比例会影响石膏的凝固时间，临床上并不推荐这种方法，因为会影响模型的强度。必须按照厂商说明的水粉比例进行调拌。

四、性能

1．凝固时间　分为初凝时间和终凝时间。①初凝时间为石膏粉和水混合开始至材料失去流动性不能灌注到印模中的时间，即材料的工作时间。初凝后不能对石膏模型进行操作，因为其强度很低，容易折断。但可以在此时修整灌注模型时多余的石膏。②终凝时间是半水硫酸钙与水完全反应生成二水硫酸钙的时间。这时可以将模型与印模分离。这一时间在临床上很难明确判定。可以简单确定为反应放热结束的时间。传统认为石膏凝固时间为45～60min，然而很多代型石膏凝固时间缩短为20min。也可以用雕刻刀在模型表面刻画来进行判断，如难以留下划痕则表明终凝完成。

2．强度　不同石膏模型材料的强度差别很大。超硬石膏调拌时需水量少，压缩强度可达普通石膏的四倍。压缩强度影响材料的表面硬度和抗磨损性能。潮湿的模型压缩强度和拉伸强度都会降低，因此操作应该在干燥的模型上进行。但不推荐把潮湿的模型放入烤箱中烘烤干燥，因为这样会降低模型的机械性能。

五、各类石膏模型材料的用途

熟石膏机械性能较低，价格低廉，主要用于对强度要求不高的全口义齿或可摘局部义齿初模型灌制，正畸或修复诊断模型以及固定义齿的对颌模型等。硬石膏主要用于全口义齿或可摘局部义齿工作模型。超硬石膏具有优良的机械性能，高强度和高硬度，价格较高，主要用于冠、贴面、嵌体等对精度要求较高的固定修复体的模型灌制。厂商还可在硬质石膏中加入氯化钠或硫酸钾等盐类调节石膏的膨胀率，供临床上一些特殊用途的模型灌注时选用。印模石膏由于凝固时间短并且膨胀系数极低，可用于将模型上𬌗架。

第三节　蜡型材料的种类、性能及应用

蜡型材料是一类有机高分子聚合物，是热塑性材料。热塑性就是物质因温度变化而发生可塑性改变，即温度升高时，物质软化，具有可塑性，温度下降后材料冷却变硬，形状固定，而在这一过程中材料分子组成没有变化，仅有分子排列关系的改变，是可逆反应。蜡型材料的这种性质，使其广泛应用于口腔临床和口腔修复体制作室，主要用于修复体的蜡型制作、制取咬合记录、美学蜡型及暂时性固定等。

一、对于蜡型材料的性能要求

1. 蜡型材料受热软化时，能整体均匀变软。

2. 蜡型材料软化后，易于操作，制作出的蜡型表面光滑。

3. 蜡型材料冷却后易于雕刻，与口腔模型表面保持贴合。

4. 失蜡铸造法焙烧除蜡过程中无残留。

5. 蜡型制作完成后尺寸稳定，不易发生变形。

6. 多种色泽可供选择，制作义齿的各个部件蜡型，与口腔模型易于分辨。牙色蜡与天然牙接近。

二、分类

牙科常用蜡型材料的分类见表 5-3-1。

表 5-3-1　牙科常用蜡型材料

模型蜡	其他用途蜡
嵌体蜡	围蜡
铸造金属支架蜡	黏蜡
基托蜡	封闭蜡
	白蜡
	咬合记录蜡

三、蜡型材料的性能

1. 熔化范围　蜡是多种成分的混合，因此它的熔化温度不是一个点，而是一个温度范围。在熔化范围的低点，部分成分熔化，此时蜡型材料仍是固体，但具有一定的流动性。随着温度升高，蜡型材料流动性逐渐增加，至熔化范围的高点，则转化为液体。

2. 流动性　蜡型材料的流动性与温度和受力时间密切相关，温度接近熔化温度时流动性明显增加。对于模型蜡来说，室温或口腔温度下不应具有流动性。

3. 残留　采用失蜡铸造法制作修复体，蜡型包埋后经高温焙烧，能气化挥发，在铸型腔内不留残渣，以免影响最终修复体的质量。基托蜡在装盒除蜡也应该能够清除干净，避免在石膏型盒内残留影响义齿基托和人工牙的结合。

4. 残余应力　蜡型材料与其他热塑性材料一样，在操作使用过程中有恢复原来形态的倾向。例如：蜡条在受热软化时将其弯曲成闭口的马蹄形，并于冷水中固定，在室温中放置一段时间可以发现闭口马蹄型逐渐张开，蜡条有恢复原来形态的倾向。这是由蜡条中残余应力的释放造成的，会影响蜡型的精确性和尺寸稳定性。因此，在软化蜡材料进行塑形时应避免施加不必要的应力，以降低蜡型扭曲现象的发生。蜡型完成后尽快包埋，降低因残余应力引起的蜡型变形。

四、常用蜡型材料的用途

1. 嵌体蜡　嵌体蜡主要用作制造嵌体、牙冠和桥体，主要应用于失蜡铸造法制作金属或陶瓷修复体的蜡型。嵌体蜡分为两型。Ⅰ型较硬，37℃时流动性低，一般用于口内直接制作嵌体蜡型；Ⅱ型较软，一般用于在模型上制作修复体蜡型，即间接法制作蜡型。两类嵌体蜡在45℃时均有较好的流动性，保证材料能流入牙齿窝洞的细微部分，并具有足够的塑性。嵌体蜡一般制成棒状，有不同颜色。制作蜡型时为了避免由于热胀冷缩和应力释放发生变形，加热蜡条时建议50℃左右加热至少15min，使蜡型材料达到充分均匀的软化，并尽量保持口腔模型温热。每次操作应少量添加堆砌蜡型。

2．铸造金属支架蜡　主要用于可摘局部义齿金属支架部件蜡型的制作，也可用于部分冠桥蜡型。一般为薄片状，根据修复体的不同部位还有网状、线状等供临床选择。

3．基托蜡　基托蜡用途广泛，一般用作全口义齿或可摘局部义齿树脂基托部分的蜡型制作，还可制作暂基托、蜡殆堤、咬合记录等。一般为粉红色片状，分冬用蜡和夏用蜡。

4．其他用途蜡　围蜡主要用于将口腔印模周边包围起来灌注模型，以获得完整规则的口腔模型。一般为扁条状，宽2cm左右，在室温条件下使用。黏蜡用于人造牙、石膏以及其他材料的暂时固定。封闭蜡用于可摘局部义齿制作时填塞气泡或倒凹。牙色蜡又称白蜡，用于在患者正式修复前制作美学蜡型，模拟修复后的效果，便于医患交流。

第四节　树脂材料的种类、性能及应用

树脂材料由于其具有良好的色泽、易于加工成型、良好的力学性能和相对稳定的物理化学性能，广泛应用于口腔医学的各个领域，包括牙体缺损的直接充填或间接修复体的制作、临时冠桥、可摘局部或全口义齿以及种植义齿的上部结构修复。

一、义齿基托树脂

聚甲基丙烯酸甲酯树脂材料，简称"丙烯酸树脂"（poly-methyl methacrylate，PMMA）自1937年应用于临床以来，经过不断改良，广泛应用于全口义齿及可摘局部义齿基托的制作。某些牙体直接修复材料也在此类材料基础上研发。PMMA的机械性能并不理想，目前临床应用的多为PMMA的改性产品。以此材料为基础研发的改性材料还应用于义齿修理、重衬、软衬及人工牙。

（一）种类与组成

1．热凝义齿基托树脂　由粉剂（牙托粉）和液剂（牙托水）两部分组成。牙托粉主要成分为甲基丙烯酸甲酯的均聚粉或共聚粉，是决定基托性能的主要因素。牙托粉中还含有少量引发剂过氧化苯甲酰（BPO），在加热的条件下引发聚合反应发生。另外还含有颜料及红色细纤维模拟牙龈的颜色和外观。牙托水主要成分是甲基丙烯酸甲酯单体，易挥发，易燃，应注意保存。牙托水中含有少量交联剂提高材料的机械性能。另外，添加紫外线吸收剂可减低紫外线对于有机高分子材料的不良影响。

2．自凝义齿基托树脂　这类材料在室温下通过氧化还原体系引发聚合反应的发生。由粉剂（自凝牙托粉）和液剂（自凝牙托水）组成。基本成分与热凝树脂基本相同，各组分比例有所差别。在自凝牙托水中添加少量促进剂，可以在室温条件下促进BPO分解引发聚合反应的发生。常用的促进剂为有机叔胺或对甲苯亚磺酸盐。

3．光固化义齿基托树脂　这类材料为单组分，常温下多为片状，具有可塑性，使用时经

光固化设备照射后硬固。此类材料的优点是有足够的操作时间，塑造成所需要的基托形态，完成后将材料置于固化箱内，经 400～500nm 的蓝光照射 8～12min，硬固后可修形和抛光。

4. 注射成型义齿基托树脂　此类材料一般为热塑性塑料，材料加热软化成黏流态，在压力作用下注射入义齿阴模型盒内，冷却后材料变为坚硬的固体。分为丙烯酸、聚碳酸酯和尼龙／聚酰胺三类。

（1）丙烯酸类材料：通常为粒状，主要成分为分子量较低的线性聚甲基丙烯酸甲酯，成型后聚合完全，单体残余少，制作的义齿基托较传统热凝树脂坚硬。

（2）聚碳酸酯材料：通常为粒状，熔融后黏度较高，不易注射，且容易出现与人工牙黏着不良脱落的现象。

（3）尼龙／聚酰胺材料：目前多使用玻璃增强的尼龙，如尼龙 66，是一类强度较高的义齿基托材料。

（二）性能

1. 物理性能　义齿基托树脂的密度为 1.19g/cm³，导热性能不佳，会影响被覆黏膜对温度的感知。热膨胀系数高于牙齿、陶瓷及金属材料，由于温度应力的作用会导致树脂与其他材料结合处产生裂纹。热凝树脂热变形温度低于 100℃，不能使用过热的液体浸泡以免发生变形。

2. 力学性能　普通 PMMA 的强度和弹性模量相对较低，在受到咬合力时会发生弯曲变形，并在咀嚼过程中由于材料疲劳产生裂纹。因此，义齿基托材料应具有较高的弯曲强度和弯曲弹性模量，来抵抗由于咀嚼力导致的材料形变。冲击强度是材料抵抗快速、高强度冲击力的能力，如义齿坠落。PMMA 中加入丁二烯—苯乙烯橡胶改性后韧性明显提高，抗弯曲和冲击能力优于普通 PMMA，称为"不碎胶"。

自凝树脂力学性能总体上不如热凝树脂，韧性较差、脆性大，刚性较好，经共聚改性后性能明显提高。

光固化基托树脂总体表现为硬度刚性提高，受力不易变形，但脆性也较大。

注射成型义齿基托树脂强度高、脆性小、韧性好、具有较高的抗弯曲能力，制作的基托准确性高。

3. 吸水性和溶解性　义齿基托具有一定的吸水性，吸水后可使体积膨胀 2%，在一定程度上可以弥补材料的聚合收缩，使基托更加密合。但过度吸水会导致基托强度下降。PMMA 在水中的溶解性很低，主要是由于聚合反应不完全的残留单体溶出。残留的单体作为增塑剂存在于基托中，是造成黏膜过敏的因素。自凝树脂聚合后单体残留量高于热凝树脂，因为热凝树脂的单体在热处理水浴过程中会发生溶解。PMMA 能溶解于有机溶剂，酒精虽不能溶解 PMMA，但能造成表面产生细微的银纹，使其泛"白花"，影响基托的性能及使用年限。因此，不应用酒精擦拭义齿基托进行消毒，而应使用专门的义齿清洁材料进行清洁。

4. 残留单体　树脂发生聚合后仍含有少量未完全聚合的单体，称之为残留单体。残留单体具有一定的组织刺激性，从基托析出易引发黏膜或皮肤接触性过敏反应。残留单体在基托中具有增塑剂作用，影响基托的强度和稳定性。正确的粉液比例和热处理操作可以降低残留单体量。光固化基托树脂和注射成型义齿基托树脂残留单体含量极低，如患者疑似对单体过敏，可考虑改用此类材料制作义齿基托。

（三）用途

1. 热凝树脂　适用于制作全口义齿和活动义齿的基托以及颌面赝复体、牙周夹板、殆垫、正畸活动矫治器等。牙托粉与牙托水调拌后，随着聚合反应的逐步进行，可以观察到材料经过湿砂期—糊状期—丝状期—面团期—橡胶期—坚硬期等一系列变化。材料在面团期具有良好的可塑性，并且不容易黏附在手和器械上，是临床操作的最佳时期。一旦到达橡胶期，材料失去可塑性，则不能进行操作。由于室温条件下 BPO 产生自由基的速度很慢，因此在材料调拌过程中很少发生完全聚合。到达硬固期的材料强度低、脆性大，不能达到临床使用要求。热凝树脂必须通过热处理才能达到临床所需要的强度。

2. 自凝树脂　用于制作正畸活动矫治器、腭护板、个别托盘、暂时冠桥、义齿修理或简单可摘义齿加急件等。

3. 注射成型树脂　尤其适用于黏膜支持式可摘局部义齿或全口义齿的基托制作。

4. 光固化基托树脂　临床上多用于个别托盘、暂基托的制作。

二、基托重衬材料

重衬是指临床上义齿由于制作原因或使用一段时间后，基托与组织贴合性不佳，容易松脱，在义齿基托组织面加一层衬垫材料改善义齿与口腔组织的密合性，增加义齿的固位力。重衬有两种处理方法：①间接法。将基托组织面打磨后重新印模，以热凝树脂进行衬垫。②直接法。在口腔内以自凝树脂进行直接衬垫。目前临床使用的重衬材料分为硬衬材料和软衬材料两类。

（一）硬衬材料

硬衬材料的组成类似于自凝树脂，由粉剂和液剂组成。用于义齿基托衬垫，与基托树脂具有良好的结合能力。临床上可以采用直接法或间接法进行重衬。

（二）软衬材料

软衬材料是一类具有一定柔软度和韧性的高分子聚合物，应用于全口义齿或可摘局部义齿基托组织面，缓解患者佩戴义齿产生的压痛，增加义齿的固位。分为树脂类软衬和硅橡胶类软衬两大类。

1. 丙烯酸树脂类软衬材料　粉剂与义齿基托树脂类似，液剂主要为增塑剂和乙醇。粉液调和后，增塑剂渗入粉剂转变为柔软有弹性的凝胶状物质。由于材料与义齿基托树脂属一类材料，与 PMMA 基托能够形成较好的结合。与义齿基托树脂类似，丙烯酸树脂软衬材料分为热固化型和室温化学固化型。热固化型需要在口腔修复体制作室进行热处理，室温化学固化型可以在口腔修复体制作室或门诊应用。随着增塑剂在口腔内逐渐释出，材料的硬度会逐渐增加。

2. 硅橡胶类软衬材料　分为热固化型和室温固化型两种。热固化型为单一糊剂配方，初期柔软性较差，但由于其柔韧性不是来自增塑剂而是聚合物结构本身，因此能长久维持柔软度。而室温固化型常为糊剂和液剂双组分，凝固初期柔软性佳，但很快会变硬，并且与义齿基托的结合能力并不理想。这类材料表面不易抛光，长久使用可能造成微生物在表面增殖，造成组织的炎性反应。

三、颌面缺损修复材料

由于疾病或外伤导致的口腔颌面部组织如耳、鼻或口腔内组织缺损，可以通过颌面赝复体修复，恢复美观以及功能。颌面缺损修复材料又称为颌面赝复材料，用于修复颌面软硬组织缺损或畸形。目前应用的颌面缺损修复材料有硬质和软质两类。硬质材料主要是聚甲基丙烯酸甲酯，软质材料有硅橡胶、增塑丙烯酸塑料。由于口腔颌面部缺损多为软组织，因此软质材料应用更为广泛。硅橡胶类材料是目前性能较好的颌面缺损修复材料，能够较好地模拟组织的质感、色泽，仿真效果好，操作简便，应用最为广泛。

四、义齿用树脂牙

（一）概念和种类

树脂牙（又称塑料牙）是由聚合物制成的人工牙，主要用于制作可摘局部义齿或全口义齿的牙冠部分，替代缺失牙恢复咀嚼功能和外形的部分。理想的人工牙应具有和天然牙接近的色泽、形态及半透明性，同时与义齿基托材料结合良好，具有足够的强度，才能发挥美观和咀嚼功能。

1. 丙烯酸树脂类塑料牙 早期塑料牙由 PMMA 均聚物制成，机械性能较差，采用丙烯酸酯类二元和多元共聚物并加入交联剂制作的塑料牙，在强度和耐磨性能方面有所提高。

2. 复合树脂牙 在塑料牙中加入一定量的无机填料，这种塑料牙强度明显提高，耐磨性有所改善。在制作上多采用分层模塑成型或分层注射成型技术，颜色和半透明性接近天然牙，美观性能较好。

（二）应用

根据模型上缺失牙的牙位、大小、咬合关系以及加工设计单的要求选择合适型号的树脂牙，需要根据缺牙间隙和咬合情况适当加以磨改，用于可摘局部义齿或全口义齿的制作。

五、树脂基复合材料

树脂基复合材料是以可聚合树脂为基体，以无机填料或纤维增强的一类复合材料。根据临床修复过程，树脂基复合材料又分为直接修复材料（在口腔内直接充填固化）和间接修复材料（在模型上完成修复体制作）。根据固化方式又分为化学固化、光或热能固化以及双重固化三类。

（一）复合树脂

1. 组成 复合树脂是以有机树脂基质和无机填料，以及引发体系组成的，一类用于牙体缺损直接或间接修复的材料。

2. 应用 直接修复：由医生在临床上完成牙体缺损的充填、修型以及固化。间接修复：需要在模型上进行修复体制作，材料无机填料含量更高，在专用光固化箱或热压聚合器内进行固化，引发材料聚合的能量高，时间长，可以从多个角度进行固化，因此固化性能更好，修复体强度更高。主要用于单颗牙冠、嵌体以及金属烤塑修复体的制作。

3. 计算机辅助设计—计算机辅助制作（CAD/CAM）可切削复合树脂 随着 CAD/CAM 设备和技术的普及，复合树脂材料具有美观、易于切削加工、成本较低且易于修补的优势，与可切削陶瓷材料相比可减少切削设备的磨耗，CAD/CAM 可切削复合树脂材料在临床上的应用愈加广泛。可用于嵌体、全冠以及临时冠桥的制作。

（二）纤维增强树脂复合材料

是一种由可聚合的树脂基质和增强纤维组成的复合材料，通常为光固化或自凝固化。树脂基质与复合树脂相同，增强纤维有玻璃纤维、聚乙烯纤维及芳纶纤维，其中玻璃纤维应用最为广泛。纤维增强树脂可用于临时冠桥、半永久冠桥、马里兰桥、桩核的制作,也可用于牙周病松动牙固定。应用时,应使用清洁无油污的镊子夹取纤维增强材料,避免污染表面影响与树脂的结合。剪裁纤维增强材料最好使用陶瓷剪刀,应使用专用的塑料棒或玻璃棒进行成型。

六、聚醚醚酮特种高分子材料

聚醚醚酮(poly-ether-ether-ketone,PEEK)属于特种高分子材料,具有良好的生物相容性,自 20 世纪 80 年代应用于医学领域,作为椎间融合、手指假体、人工关节等植体材料。通过不同填料的加入形成复合材料,在性能上有所改进,在口腔医学领域也得到了日益广泛的应用。

(一)性能

1. 良好的生物相容性。
2. 密度低,耐热性能良好。
3. 韧性高、延展性好,抗冲击强度高。
4. 具有弹性,可有效缓冲、分担咬合冲击力。
5. 表面硬度高,耐磨损性能良好。
6. 良好的化学稳定性,耐腐蚀,吸水率低。
7. 不含金属,CT 检查不产生伪影。
8. 与烤塑饰面材料结合良好。
9. 具有潜在抑菌性。

(二)应用

通过 CAD/CAM 技术对预制材料块进行加工,PEEK 复合材料可用于可摘局部义齿卡环及支架的制作;应用于单冠、套筒冠义齿、个性化基台、种植杆卡、固定修复体桥架制作,是未来有望替代金属修复材料的轻型聚合物。PEEK 材料的弹性模量与骨组织接近,尤其适合于种植体支持义齿的上部结构桥架的制作。

(吴　琳　郝凤渝)

第五节　金属材料的种类、性能及应用

口腔用金属材料包括纯金属和合金。纯金属由单一金属元素组成,应用于口腔环境的纯金属主要包括金、银、铜、铂、钯、钴、铬、钛等,这些纯金属有明确的熔解温度(熔点)和各自的性质。由于纯金属难以满足口腔用金属材料所需要的性能,为了改善纯金属的性质,将两种或两种以上的金属元素或金属元素与非金属元素熔合在一起,可形成具有金属特性的合金,以获得更适合在口腔内或人体组织复杂的环境中使用的性能。口腔临床应用的金属材料大多数是合金,而不是纯金属。

一、主要口腔用金属元素

1. 金　呈黄色,化学性质稳定,耐腐蚀,延展性大,熔点较高,但强度低,质地较软。通常在金中加入铜、银、铂等其他金属元素组成固溶体合金,能显著提高合金的强度、硬度和弹性。

2. 银　是一种白色的金属，延展性较大，仅次于金。导电性较好，熔点低于金，比重也小。银可以与金或钯组成一系列固溶体以增强合金的强度，提高熔化合金的流动性。缺点是在使用中与离子反应会变成黑色。

3. 铜　呈赤褐色，是良好的热电导体，铜与金按一定比例形成的有序固溶体，可显著提高合金的强度。铜容易氧化，耐腐蚀性不佳，颜色变化较大。

4. 钯　是产量较少的一种银白色贵金属，熔点比较高，能与金、银、铜、钴、锡、铟、镓等元素组成合金。合金中加入少量钯可以使合金的颜色变成白色。例如：金合金中加入不超过 5% 的钯，就能明显使合金变成淡黄色，当钯的含量超过 10% 时，合金则完全呈白色。

5. 铂　是一种白色金属，具有与金相似的化学稳定性，硬度高，延展性好，熔点高，有优异的耐腐蚀性。将铂加入金合金中可以提高合金的硬度和弹性，加强合金的稳定性，但合金的黄色也会随之变浅。

6. 锌　呈蓝白色，与其他金属比较，化学稳定性和机械性能较差，熔点较低，在空气中加热时易被氧化。口腔铸造合金中可加入少量的锌，在熔化及铸造过程中锌氧化成氧化物，覆盖在熔液表面，能防止合金熔液继续被氧化。

7. 铬　熔点高，有光泽，具有良好的耐腐蚀性和优良的机械性能，硬度较大，即使在高温时也具有稳定性。

8. 钴　具有磁性，在强度、硬度及化学性质上，与铁、镍十分相似，熔点较高，即使高温时也有稳定的强度，常用于需要耐磨耗性和耐腐蚀性的器具及切削工具上。

9. 镍　是一种银白色金属，在常温下稳定，有一定的延展性，熔点较高，坚硬而脆，高温时易氧化，一般以镀镍或者通过与其他金属（铁、铬、铜及锌等）合金化后加以利用。

10. 钛　比重轻，比强度（抗拉强度比重）高，熔点高，耐腐蚀性好且化学性稳定。

二、口腔用金属材料的基本要求

1. 生物相容性　因为使用对象是人体，所以最基本的性质是不能对人体有不良影响。

2. 机械性能　修复的对象大多为牙齿硬组织，需要有与牙齿硬组织相匹配的强度、硬度、磨耗性以及弹性等性质。

3. 化学稳定性　要求即使在复杂的口腔环境中也不发生化学反应，即化学性质稳定。

4. 铸造性能　液体合金的流动性好，铸件体积收缩率小，铸件易打磨抛光。

5. 较低的熔化温度和较窄的固相线 - 液相线温度范围。

6. 在物理性质（色泽、热传导性等）、操作性及经济性等方面具有适当的合理性。

三、非贵金属材料的性能和应用

（一）钴铬合金和镍铬合金

钴铬合金和镍铬合金是临床常用的非贵金属铸造合金。ISO 标准要求钴铬和镍铬铸造合金中铬含量不得低于 20%（质量分数），钴、镍、铬的总含量不得低于 85%。这两种合金中的钴和镍是可以互换的，如果钴含量较多，称为钴铬合金；如果镍含量较多，称为镍铬合金。合金中的铬可降低合金的熔化温度，提高合金的耐腐蚀性能，但铬含量过多会使合金脆性明显增加。钴比镍更能提高合金的弹性模量、强度及硬度，因此钴铬合金的强度、硬度、弹性模量大于镍铬合金。

1. 性能

（1）物理性能

1）熔化温度：钴铬和镍铬铸造合金的熔化温度一般在 1 300～1 500℃范围内，明显高于贵金属铸造合金，通常需要用电流感应或氧 - 乙炔火焰加热熔化，采用高温包埋材料进行包埋。

2）密度：钴铬和镍铬铸造合金的密度为 7～8.5g/cm³，是多数贵金属合金的一半左右，因此钴铬和镍铬合金的铸造性能不如贵金属合金。

（2）力学性能

1）强度：合金用来制作局部义齿卡环时其屈服强度至少应达到 415MPa，以承受永久形变。钴铬合金和镍铬合金的屈服强度都超过 600MPa，拉伸强度大于贵金属合金。

2）延伸率：延伸率是判断合金脆性或延展性的一个重要指标。而延伸率和最大拉伸强度两者结合又是判断材料韧性的一个指标，因为具有高延伸率和拉伸强度的铸造局部义齿卡环韧性较好，在应用时相比低延伸率的卡环更不容易折断。

3）弹性模量：当铸造条件相同时，合金的弹性模量越高，修复体的刚性就越强。一般情况下，弹性模量高，可将金属支架部分做得薄一些。钴铬合金和镍铬合金的弹性模量约是贵金属合金的两倍。

4）硬度：硬度是判断铸件是否容易磨光和抗划痕能力的一个指标。钴铬合金和镍铬合金的硬度明显大于 4 型贵金属合金，但合金硬度过高不利于抛光。

5）疲劳强度：用于局部可摘义齿的合金，其抗疲劳性能很重要，因为义齿每天都需要戴上摘下，此时在固位牙一侧的卡环会因应变而使合金产生疲劳。钴铬合金、钛合金和金合金三者中，钴铬合金的抗疲劳性能最佳。

（3）耐腐蚀性能：口腔非贵金属铸造合金的耐腐蚀性能，主要涉及金属离子的释放特性。金属的表面状态是影响腐蚀的最重要因素，因为合金的表面成分与合金的组成往往并不相同。腐蚀往往伴随着磨损现象，镍铬合金在伴有咀嚼磨耗下的腐蚀所释放的金属离子量较单纯性腐蚀高 3 倍。

（4）生物性能：铍有明显的细胞毒性，因此目前规定合金中铍的含量不能超过 0.02%。镍是一种公认的致敏元素，女性对镍过敏的发生率比男性高 5～10 倍，人群中有 5%～8% 的女性会出现过敏。鉴于此，镍铬合金在局部义齿中的应用已越来越少，特别是不能用于有镍过敏史的患者。

2. 应用　临床上钴铬合金和镍铬合金主要用于制作活动义齿的支架、基板、卡环、连接杆等。鉴于镍铬合金的致敏性较大，目前大多数局部义齿都使用不含镍的钴铬合金。

（二）铸造钛及钛合金

在牙科领域，钛是少数以纯金属被使用的金属，市售纯钛为含 99%（质量分数）以上的钛元素，还含有微量的氧、氮、碳、氢、铁等其他杂质元素，这些元素的微量变化能明显影响材料的物理和力学性能。钛具有良好的生物相容性和化学稳定性，是很有潜力的牙科用金属材料。透过添加元素形成的钛合金有 Ti-6Al-4V 合金、Ti-6Al-7Nb 合金及镍钛合金等，已被广泛使用。

1. 性能

（1）物理与力学性能：纯钛的密度为 4.5g/cm³，远小于其他金属，熔点高（1 668℃），热导率较一般金属低,线胀系数也较低。钛合金的强度显著高于纯钛,延伸率小于纯钛,但两者的弹性模量差别不大。与其他合金相比,钛及钛合金力学性能的突出特点是比强度高。

钛及钛合金铸造后的强度和硬度有所提高,主要是因为在高温铸造过程中合金吸收了型腔中的氧、氮等元素,并且与包埋材料发生反应,表面形成质地坚硬的氧化层。

(2)化学性能:钛及钛合金的化学性质活泼。常温下钛和氧有很大的亲和力,在空气中或含氧的介质中,钛表面生成一层致密的、附着力强的、化学稳定性极高的氧化膜,保护了钛基体不被腐蚀,即使机械磨损也会很快自愈或重新再生。因此,钛制品在常温下具有非常好的耐腐蚀性能。但是,在高温下(>600℃)钛及钛合金能与氧、氢、氮等气体及包埋材料发生化学反应,影响其组织结构和性能。

(3)铸造性能:钛及钛合金的熔点高、化学性质活泼,不能使用传统的牙科金属熔化、铸造方法及设备。目前大多采用在真空或惰性气体保护下通过电弧加热的方法来熔化钛及钛合金,而且不能使用传统坩埚和包埋材料。高温下钛容易与传统高温包埋材料中的一些元素发生反应,产生的气体容易在铸件内形成气孔,并且在铸件表面形成一层厚达100μm、质地硬而脆的氧化层,影响铸件的力学性能和精度,给切削和抛光带来困难。因此,一般铸钛需要用专用的包埋材料。

钛及钛合金密度小,熔化后熔金的流动性低于其他金属或合金,容易产生铸件铸造不全、铸件不致密、有气孔等现象。因此,钛铸造时需要增加铸造压力,以提高铸件质量。

(4)生物相容性:钛及钛合金的耐腐蚀性与其生物相容性关系密切。腐蚀会造成金属离子的释放,可能导致局部组织出现不良反应,这种反应与释放的金属离子种类和量密切相关。钛、锆、铌离子对人体的影响较小,钒离子有一定的细胞毒性作用,可以刺激呼吸系统产生黏液并损害造血系统;铝离子对生物体的危害是通过铝盐在体内的蓄积而导致器官的损伤。

2.应用 铸造钛及钛合金可用于可摘局部义齿的支架、基托及嵌体、冠、桥等。

四、贵金属材料的性能和应用

我国有关标准规定,口腔用贵金属合金是指合金中贵金属元素总含量不小于25%的合金。根据贵金属的含量,分成高贵金属合金和贵金属合金两大类。

高贵金属铸造合金是指贵金属元素含量不低于60%(质量分数),其中金含量不低于40%的铸造合金。贵金属铸造合金指贵金属元素含量不小于25%的合金。

1.性能

(1)密度:合金的密度对其熔化后充分流入铸模腔有显著影响。通常密度大的合金更容易铸造成型。贵金属合金通常具有较大的密度,容易形成完好的铸件,适合于铸造成型。

(2)强度:贵金属合金种类多,屈服强度变化范围大,一般在260~1 100MPa之间,伸长率在8%~30%之间,基本上满足了对铸造合金力学性能的要求,因此贵金属合金可以用来制作所有的修复体。

(3)硬度:硬度与屈服强度密切相关,它关系到合金抛光的难易程度,通常硬度越高越难打磨、抛光。大多数贵金属合金的硬度低于釉质,也低于非贵金属合金。如果合金的硬度超过釉质的硬度,会造成对颌釉质的磨损。

(4)延伸率:延伸率反映了合金的延展性,影响合金的可抛光性。需要抛光的合金应当有一定的延伸率,延伸率高的合金不会在抛光过程中折断。但在冠桥修复中,通常要求合金的延伸率不能太大，以确保桥体的刚性。

（5）生物相容性：贵金属合金对人体具有良好的生物相容性，无明显的毒性和刺激性，可以长期在口腔环境中使用。

（6）化学性能：在口腔环境中贵金属合金的化学性能比较稳定，具有优良的耐腐蚀性，特别是高贵金属合金的化学稳定性更好，含铜、银较多的合金的耐腐蚀性相对较差。

（7）铸造性能：合金从熔化的液体经冷却、凝固、再冷却至室温的过程中伴有体积的收缩。通常金基合金铸造后的线收缩率为 1.24%，是所有铸造合金中最小的。合金的铸造收缩可通过铸型（包埋材料）的加热膨胀来补偿。

2．应用　贵金属铸造合金种类多，力学性能变化范围广，可以用来制作几乎所有的修复体。但不同型号合金的力学性能不同，需根据不同修复体类型来选择不同型号合金。

五、其他成型用金属

（一）电铸成型金属

电铸是依据阴极电沉积原理来制造金属修复体的工艺技术。目前用于口腔临床的电铸成型金属主要是纯金，电铸在临床上又称金沉积。电铸成型的金冠具有优异的边缘密合性和生物相容性，但强度和刚性低于传统铸造贵金属合金制成的冠桥，主要用于瓷熔附的基底冠和活动义齿附着体的套筒冠。

（二）CAD/CAM 快速成型金属

目前用于 CAD/CAM 成型的金属材料主要有钛及钛合金和钴铬合金。CAD/CAM 成型的金属修复体可免除金属铸造过程中形成的气孔、缩孔、夹杂杂质、成分偏析以及铸件冷却过程中由于应力作用而发生的铸件变形问题。采用 CAD/CAM 成型技术，可以选择上述合金制作前、后牙的冠，桥修复体以及烤瓷基底冠、桥等。

（三）选择性激光烧结成型金属

选择性激光烧结成型技术可使用一些非反应性金属或合金，目前主要是以钴铬合金或钛合金的预成粉末形式。在激光逐层烧结过程中，金属粉末逐层熔结，凝固过程非常快，因此合金的晶粒较小，具有比铸造合金更高的强度。

选择性激光烧结成型的钛合金修复体避免了铸造钛合金在铸造过程中与包埋材料的反应，修复体表面没有包埋材料反应层。

第六节　陶瓷材料的种类、性能及应用

为了更好地满足美观的需求及应对金属过敏的问题，陶瓷材料成为越来越重要的牙科材料。陶瓷显微结构通常由晶相、玻璃相和气相（孔）组成，各组成相结构、所占比例及分布对陶瓷性能有显著影响。根据瓷修复体的构成，可将牙科固定修复用陶瓷材料分为制作瓷熔附金属修复体的金属烤瓷材料和制作全瓷修复体的全瓷材料。

一、陶瓷的性能特点

陶瓷材料与其他牙科材料相比有显著不同，具有一些独特的力学性能、物理性能和化学性能。

1．力学性能　陶瓷的力学性能特点有以下几点。

（1）高硬度：是各类牙科材料中硬度最高的。

（2）高弹性模量、高脆性。

（3）低拉伸强度、弯曲强度和较高的压缩强度。

（4）优良高温强度和低抗热震性：陶瓷在高温下不仅保持高硬度，而且基本保持其室温下的强度，具有高的蠕变抗力。但陶瓷承受温度急剧变化的能力（即抗热震性）差，当温度剧烈变化时容易破裂。

2．物理性能和化学性能　陶瓷熔点高、热膨胀系数小、热导率低，大部分陶瓷有极高的电阻率；陶瓷结构稳定，高温下也不会氧化，对酸、碱、盐有良好的抗蚀能力；陶瓷能上釉着色，表面光泽度高，又具有透明和半透明性，用陶瓷材料制作的固定修复体的色泽与天然牙极为相似。

3．生物性能　陶瓷材料的化学稳定性赋予陶瓷良好的生物惰性和生物相容性，陶瓷通常无毒、无味、无刺激，耐人体体液腐蚀。

二、金属烤瓷材料

金属烤瓷材料是指用于瓷熔附金属修复体的陶瓷材料，其烧结后的结构以玻璃相为主。临床使用的金属烤瓷材料是以瓷粉的形式提供，使用时将瓷粉与水或专用调和液混合成粉浆，涂布于金属基底表面，然后在烧结炉内进行烧制。

1．金属烤瓷材料的要求　能模拟天然牙的外观；在相对较低的温度下熔结，通常要低于基底金属熔化温度至少 100℃ 左右；能与金属基底牢固结合；具有与基底金属相匹配的线胀系数；对金属基底表面有良好的润湿性；耐受口腔环境；具有与釉质相似的硬度。

2．组成和性能　金属烤瓷材料是以长石为主要原料，添加有石英和助熔剂。将上述原料放入坩埚中，在高温下（1 200℃ 以上）烧至熔融，此时大部分长石熔融后形成玻璃质，少部分与金属氧化物一起生成白榴石晶体，然后将熔融物倒入冷水中冷淬，使其碎裂成小颗粒，再经过粉碎后加入颜料，混匀后就是口腔临床使用的瓷粉。瓷粉中的玻璃质赋予烤瓷良好的半透明性，白榴石晶体可提高瓷的线胀系数，缩小瓷与金属基底在线胀系数上的差异，进而改善金 - 瓷结合，白榴石晶体还能提高烤瓷的强度。烧结后的金属烤瓷材料含玻璃基质较多，因此强度较低，我国有关标准规定，金属烤瓷烧结后的弯曲强度不低于 50MPa。烧结后金属烤瓷强度还与其和金属基底的结合好坏密切相关，结合牢固的金属烤瓷往往具有较高的强度和抗压碎性能，受力不容易开裂或碎裂。

三、全瓷材料

全瓷材料用于制作全瓷修复体。由于修复体全部由瓷制作而成，消除了金属基底对修复体透明性的影响，使得制作的修复体美观性更好。当然，全瓷修复体要求全瓷材料具有足够的强度和韧性，特别是弯曲强度和断裂韧性。

（一）烧结全瓷材料

烧结全瓷材料通常使用各种晶相作为增强剂，晶相的体积含量较高，可达 90%。白榴石增强长石质烤瓷是目前应用于临床的一种烧结全瓷材料。

1．组成　白榴石增强长石质烤瓷组成上与金属烤瓷材料相似，只是含有更多的白榴石增强晶相（体），且均匀分散于玻璃相中。

2．性能 白榴石增强长石质烤瓷的弯曲强度可达 104MPa，断裂韧性为 1.5MPa·m$^{1/2}$，压缩强度较高。白榴石晶相强度较高，可阻止玻璃相中裂纹的扩展或者使裂纹方向偏转，增强瓷的强度。白榴石晶体的折射率与玻璃基质相近，所以白榴石增强长石质烤瓷具有很好的透明性。

3．应用 适用于制作通过粘接性粘固的单个前牙冠、贴面、嵌体、高嵌体等修复体。

（二）热压铸全瓷材料

热压铸全瓷材料是采用注射成型方法将玻璃陶瓷在高温、高压下注入型腔并烧结、制作全瓷修复体的陶瓷，简称铸瓷。热压铸方法有助于避免瓷体中形成大孔隙，提高致密度和强度，并可促使玻璃基质中晶相很好地分散排列，而且瓷的密度高，晶体粒子小，故强度较高。热压铸全瓷修复体通过失蜡法铸造成型，形态准确，玻璃成分较多，具有半透明性，美观，边缘适合性好，氢氟酸可蚀刻，粘接性能好。但缺点是强度相对较低，与饰瓷的结合不够强。

根据热压铸全瓷材料中增强晶相的种类可分为：白榴石增强热压铸全瓷材料和二硅酸锂增强热压铸全瓷材料。

1．白榴石增强热压铸全瓷材料

（1）组成：特点是在玻璃基质中分散有 35%～55% 体积分数的白榴石晶体，晶体大小为 1～5μm。市售的瓷块为圆柱状或块状预瓷化的玻璃块，使用时于特殊的真空液压系统下，将预瓷化的玻璃块在高温下（1 150～1 180℃）软化，并在高压下注射入型腔中成型，最后在铸瓷修复体表面烧结饰面瓷，或者通过着色技术进行饰色。

（2）性能：压铸成型的瓷组织内气孔极少，致密度高于传统烧结成型的白榴石增强长石质烤瓷。修复体可以多次反复加热，以便上色、上釉，并且加热能够提高瓷的强度。白榴石基热压铸全瓷的透明度与天然牙接近，制作的修复体颜色与牙齿极为相近，其弯曲强度为112MPa，断裂韧性为 1.3MPa·m$^{1/2}$，维氏硬度为 5.6GPa，与釉质接近，对粭牙磨损较小。

（3）应用：适用于制作通过粘接性粘固的单个前牙及后牙冠、贴面、嵌体及高嵌体等修复体。

2．二硅酸锂增强热压铸全瓷材料

（1）组成：市售的二硅酸锂增强热压铸瓷结构上由玻璃基质和分散其中的二硅酸锂长棒状晶体构成，晶体长 1～5μm，含量可达 70%（体积分数），大量的长棒状二硅酸锂晶体相互交叉，形成互锁微结构，能显著提高瓷的强度和断裂韧性。

（2）性能：二硅酸锂晶体的线胀系数和光折射系数与玻璃基质接近，使得二硅酸锂增强铸瓷在具备较高力学性能的同时，仍能保持良好的半透明性，但是该铸瓷的透明度不如白榴石增强铸瓷好。二硅酸锂增强热压铸全瓷的压铸温度为890～920℃，弯曲强度为380～420MPa，断裂韧性为 2.7MPa·m$^{1/2}$，弹性模量为95GPa，维氏硬度为 5.5GPa。

（3）应用：能够用于制作通过非粘接性粘固的单个前牙及后牙修复体、前牙和前磨牙三单位桥，以及贴面、嵌体及高嵌体。

（三）切削成型全瓷材料

切削成型陶瓷是指通过机械切削工艺制作修复体的陶瓷材料。目前主要有：可切削长石基烤瓷、二硅酸锂基切削陶瓷、烧结切削陶瓷。

1．可切削长石基烤瓷

（1）组成：可切削长石基烤瓷是以长石为增强晶相的烤瓷，长石晶粒较传统烤瓷小得多，为 2～6μm，均匀分散于玻璃基质中，细小的晶粒赋予烤瓷良好的切削性能和抛光性能。这种瓷切削后可直接上饰面瓷，不需要进一步烧结。

（2）性能：切削长石质烤瓷材料在物理性能及力学性能上与釉质相近，弹性模量为 40～50MPa，弯曲强度为 120～150MPa，断裂韧性为 1.7～2.0MPa·m$^{1/2}$。强度及韧性较差。

（3）应用：一般用于前牙贴面、嵌体、高嵌体、前牙冠等修复体，若颜色不满意可着色上釉。

2．二硅酸锂基切削陶瓷

（1）组成：二硅酸锂基切削陶瓷是在其压铸瓷的基础上发展起来的。切削前的瓷块为通过压铸方法制作的、以二硅酸锂晶粒为增强相的玻璃陶瓷，晶粒细小，含量为 60%～70%，它赋予瓷块良好的切削性能。切削成型后对修复体进行包埋，然后进行热处理，以使细小的晶粒长大，提高瓷的强度。

（2）性能：二硅酸锂基切削瓷的力学性能较相应的铸瓷略差，可能是切削过程中在瓷的表面形成的微裂纹所致。这种瓷的弯曲强度为 300～350MPa，断裂韧性为 2.0～2.5MPa·m$^{1/2}$，维氏硬度为 5.8GPa，弹性模量为 95GPa。

3．烧结切削氧化锆陶瓷

（1）组成：市售氧化锆材料主要是氧化钇稳定的氧化锆瓷，其主要成分是氧化锆，含量达 94%，氧化钇含量为 5%，还含有微量的氧化铝。通过热等静压方法将氧化锆粉末压制成颗粒间具有微小孔隙的坯块，并进行预烧结。预烧结的温度低于氧化锆的常规烧结温度，氧化锆颗粒轻度烧结在一起，强度较低，这种结构使得瓷坯块容易进行切削加工。切削成型后进行进一步的致密化烧结，烧结后成为致密的氧化锆四方晶相结构，基本上没有玻璃相。最后在表面涂布饰面瓷并进行烧结，完成修复体的制作。致密化烧结过程中伴随较大的体积收缩，通常通过切削时对修复体进行尺寸放大，如放大 20%～25%，以补偿烧结过程中的体积收缩。

（2）性能：氧化钇稳定的氧化锆陶瓷具有非常高的强度和良好的韧性，其弯曲强度为 900～1 100MPa，断裂韧性为 5～8MPa·m$^{1/2}$，维氏硬度 13GPa，弹性模量为 210GPa，具有一定的弹性形变能力，可以适当缓冲应力。氧化锆瓷的终烧结温度为 1 480～1 500℃，烧结体积收缩率约为 20%。烧结后的氧化锆瓷以多晶结构为主，玻璃相很少，减少了与唾液反应产生的应力腐蚀，长期稳定性好。

（3）应用：氧化锆陶瓷中的晶相折射率较高，光的散射效应大，可见光透过率较低，与饰面瓷匹配性差，外观呈白垩色，无法满足前牙区修复的美学要求。因此，适用于单个基底冠、多单位桥的基底、后牙冠桥、种植体基台等。为改善氧化锆瓷的美观性，通常对氧化锆在致密烧结前进行着色，着色方法有两种：用着色液进行外着色或将着色剂加入氧化锆粉体中内着色。

氧化锆瓷基底致密化烧结后通常不能打磨，因为打磨时的外力可能造成应力，诱发相变。氧化锆瓷基底与饰瓷的结合相对较差，在使用过程中饰瓷容易崩瓷。

第七节 包埋材料的种类、性能及应用

铸造包埋材料是指采用失蜡铸造法制作修复体时,包埋蜡型所用的材料。将包埋材料的粉剂和液体调和而形成流动性糊状,全方位包埋修复体的蜡型,然后凝固,通过加热使铸型内的蜡型材料熔化并挥发,形成具有一定强度的铸造阴模空腔,灌入熔融状态的铸造金属,以达到用金属置换蜡型,获得所需要修复体的目的。

一、铸造包埋材料的性能要求

理想的铸造包埋材料应符合以下要求:

1. 有合适的凝固时间,以满足包埋的操作时间。

2. 调和时呈均匀的糊状,并具有良好的流动性,以便完全、均一地包埋蜡型,即能够准确复制蜡型表面。

3. 加热时包埋材料整体或铸腔表面要保持完整。

4. 具有合适的线胀系数,因为金属从熔融状态冷却到室温时会产生体积收缩,所以需要包埋材料的膨胀来补偿蜡型及铸造过程中金属的收缩量,以保证修复体的精密度。

5. 凝固后具有适当的强度,能承受铸造压力及冲击力,不会因铸造压力及冲击力而产生微裂纹,造成铸造体的缺陷。

6. 耐热性好,高温下不易被分解,不与液态金属发生化学反应,不产生有毒气体,并对铸入的金属材料无破坏作用(如腐蚀)。

7. 适当的粒度与透气性,粉末粒度可影响铸件表面的光洁度,一般包理材料的粉末粒度越小,铸件表面就越光滑。另一方面,在离心铸造时,包埋材料应当有良好的透气性,以利于铸模内的气体逸出。

8. 铸造完成后,包埋材料易于被破碎,方便取出铸件,不至于使铸件变形,并且不黏附在铸造修复体表面。

二、组成及分类

(一)铸造包埋材料的组成

牙科包埋材料主要由耐火填料和结合剂组成。常用的耐火填料有二氧化硅、氧化锆、氧化铝以及氧化镁等。耐火填料的作用主要是提高包埋材料的耐高温性能,并赋予其凝固膨胀、加热膨胀等性能。常用的结合剂有石膏、磷酸盐和氧化镁、硅酸乙酯、氧化铝水泥及氧化镁水泥等,其作用主要是将耐火填料结合在一起,赋予可凝固性,使铸模具有一定的强度,并且使包埋材料产生凝固膨胀,以便补偿铸造金属的收缩。另外,还有凝固时间调整剂、膨胀剂、着色剂以及专用调和液等。

(二)铸造包埋材料的分类

1. 按照包埋材料中的结合剂种类分类

(1)石膏结合剂包埋材料。

(2)磷酸盐结合剂包埋材料。

(3)硅胶结合剂包埋材料。

（4）其他，如氧化铝水泥。

2. 按照包埋材料适用的对象分类

（1）中、低熔合金铸造包埋材料。

（2）高熔合金铸造包埋材料。

（3）钛铸造包埋材料。

（4）陶瓷铸造包埋材料。

三、石膏包埋材料的性能和应用

中、低熔合金铸造包埋材料主要以石膏作为结合剂。市售的材料为粉剂，使用时与水调和。粉剂主要由二氧化硅、石膏、石墨和硼酸以及着色剂等组成。二氧化硅主要是石英和方石英，石膏主要是 α- 半水硫酸钙，石墨和硼酸用于调整凝固时间。

（一）性能

1. 凝固时间　主要由结合剂石膏所决定，因此其凝固时间与水粉比、水温、调和速度及时间等有关，其中水粉比是影响材料凝固特性的重要因素。包埋材料的水粉比一般为 0.3～0.4，若水粉比太大，凝固时间将延长。

2. 凝固膨胀　主要是由石膏的凝固膨胀所引起，包埋材料的凝固膨胀率比纯石膏的凝固膨胀率大，因为包埋材料中二氧化硅粒子的存在有利于二水石膏形成针状结晶及相互挤压，有利于包埋材料的体积膨胀。如果水粉比增加，针状结晶体之间的距离加大、交替增长互相挤压作用减弱，包埋材料的膨胀率会降低。

3. 吸水膨胀　由于正在凝固的石膏存在着吸水膨胀，因此向正在凝固的包埋材料里加水或把正在凝固的包埋材料浸入水中，包理材料的凝固膨胀将比在空气中大很多。将包埋材料的这种特性应用在金属铸造过程中，可使铸造收缩得到进一步补偿。吸水膨胀率与包埋材料的成分及粉末粒度有关，石英砂含量与吸水膨胀率成正比。石英砂粉末粒度越小，吸水膨胀率越大。

4. 加热膨胀　包埋材料凝固、晾干后，在铸造前需要对其加热以熔化、气化蜡型，形成金属铸造的模型腔。在加热过程中，包埋材料中的二氧化硅和石膏都有受热膨胀现象。

5. 压缩强度　包埋材料的强度一般用材料凝固后 2h 的压缩强度表示。包埋材料的压缩强度与石膏的种类、石膏的含量及水粉比有关，加入硬质石膏的包埋材料强度比加入普通石膏的高，水粉比越大压缩强度越低。

6. 透气性　包埋材料的粒度分布、石膏含量以及水粉比是影响透气性的重要因素。粒度越大，包埋材料内的空隙率越高，其透气性越好。减少石膏含量，增加水粉比，也可使透气性增加。

7. 耐热性　石膏结合剂包埋材料中二氧化硅的熔点达 1 700℃，但无水石膏在 750℃左右便开始分解，故铸造时石膏类包埋材料的加热温度必须在 700℃以下。

（二）应用

1. 适用范围　石膏结合剂包埋材料的铸造温度不超过 700℃，适用于熔化温度在 1 000℃以下的中、低熔合金，如贵金属金合金、银合金、非贵金属铜基合金等的铸造。

2. 应用注意事项　虽然高水粉比可以提高包埋材料的流动性，有利于包埋，但是水粉比是影响包埋材料的凝固时间、凝固膨胀、热膨胀以及透气性等特性的重要因素，所以调和包埋材料时严格按照既定的水粉比。包埋材料的加热过程不宜间断，应按程序完成操作。包埋材料中的石膏吸潮后，会导致凝固时间等特性的变化，所以包埋材料应保存在密封防潮的容器中。

四、磷酸盐包埋材料的性能和应用

磷酸盐结合剂包埋材料由粉状的耐火填料和粉状的结合剂组成。耐火填料由石英、方石英或两者混合组成，占总重量的80%～90%，结合剂由磷酸二氢铵或磷酸二氢镁和金属氧化物（氧化镁）组成，占总量的10%～20%。使用时与水或专用液调和，专用液是硅溶胶悬浮液。粉与液调和后成为糊状，逐渐凝固成适合金属铸造的铸型。

（一）性能

1. 凝固反应　磷酸盐包埋材料在有水存在的情况下，水溶性磷酸二氢铵或磷酸二氢镁与碱性氧化物通过酸碱中和反应，生成不溶于水的针柱状晶体磷酸镁铵，后者将耐火填料包裹结合在一起，从而使材料凝固并产生一定强度。

2. 凝固时间　凝固时间的长短主要由凝固反应的快慢所决定，而影响这一反应速度的因素除了磷酸盐和氧化镁的含量和相对比例外，还包括包埋材料的粒度、水粉比、环境温度、调和时间等。一般来说，粒度越细，粉液比越大，环境温度越高，调拌时间越长，凝固越快。临床使用的磷酸盐包埋材料的凝固时间一般为8～11min。

3. 凝固膨胀　主要是由于磷酸镁铵针柱状结晶物互相推挤所造成。凝固膨胀率受磷酸盐和氧化镁的含量和相对比例、水粉比、调和液的浓度、环境温度等的影响。磷酸盐和氧化镁的含量越高，凝固膨胀就越大。水粉比对凝固膨胀的影响是，在水粉比较大的情况下，凝固膨胀随水粉比的减小而增大，因为水粉比减小后包埋材料中分子堆集密度也相应增大了，形成水化物晶体时的推挤和膨胀作用就更明显。但减小到一定限度后，凝固膨胀随粉液比的减小而减小。这是因为粉太多，水太少，反应物的水解不充分，作为反应物之一的水分子也不足，影响了凝固反应和凝固膨胀。用硅溶胶悬浊液调和磷酸盐包埋材料比单纯用水调和的凝固膨胀显著增大。与石膏结合剂包埋材料一样，磷酸盐包埋材料在凝固过程中也存在吸水膨胀的现象，但主要发生在含有硅溶胶的调和物，以水调和的包埋材料则可以忽略不计。

4. 加热膨胀　磷酸盐包埋材料的耐火填料二氧化硅（主要是方石英）在加热过程中也会发生类似于其在石膏结合剂包埋材料中的体积变化。磷酸盐包埋材料的加热膨胀比凝固膨胀稳定，约为1.2%。加热膨胀率与材料中石英和方石英的总含量以及方石英所占比例有关，石英总含量越大，加热膨胀率越大；方石英比例越高，热膨胀越大。

5. 压缩强度　磷酸盐包埋材料凝固后具有较高的压缩强度，调和后24h可达到9～30MPa，经加热冷却后达2～14MPa，包埋材料在凝固后以及升温后铸造时都有不同的强度。凝固后有一定的强度能保证在铸造前的操作中铸型和蜡型不会损坏变形，升温后有一定强度能保证在铸造时铸型不会破裂。磷酸盐包埋材料凝固后的压缩强度与结合剂的含量有关，结合剂的含量越大，压缩强度越高，水粉比越小，堆积密度越高，强度也越强。

6. 透气性　磷酸盐包埋材料的透气性小于石膏包埋材料，因为后者的水粉比是前者1倍以上，透气性与加水量成正相关，水分多则凝固后的结构疏松。磷酸盐包埋材料在1 000℃以上时，石英、方石英颗粒表面熔融，使透气性下降，易使铸件产生气泡，因此包埋时常附加气孔以减少件内气泡的发生，或者在包埋材料中加入纤维以增加透气性。粒度分布是包埋材料的重要参数，合理的粒度分布与流动性和致密度相关。

（二）应用

1. 适用范围　用于铸型耐受温度高于700℃时的铸造，如金银铂合金、钯铜镓合金、银钯合金及非费金属的镍铬合金、钴铬合金等高熔合金的铸造。

2. 应用注意事项　用专用调和液或者将专用调和液稀释后与磷酸盐类包埋材料调和，可以调整包埋材料的凝固膨胀和加热膨胀。该类包埋材料的水粉比（0.12～0.24）较石膏结合剂包埋材料小，所以正确的称量很重要。该类包埋材料的吸湿性较石膏结合剂包埋材料高，主要是磷酸二氢铵更容易受潮，不易长期保存，注意密封。

第八节　打磨抛光材料的种类、性能及应用

研磨是指利用涂敷或压嵌在研具上的磨料颗粒，通过研具与物体在一定压力下的相对运动，对加工表面进行的精整加工的过程。抛光是指利用机械、化学或电化学的作用，使物体表面粗糙度降低，以获得光亮、平整表面的加工方法。口腔修复体加工制作过程中经常涉及研磨和抛光。

一、研磨及抛光的特点

研磨的目的是使物体的表面平滑，平滑的表面可以防止食物残屑和细菌在修复体表面黏附，利于患者口腔卫生保健和美观，减少修复体在口腔中的异物感。

1. 影响研磨效率的因素　决定研磨效率的几个主要因素有：被研磨物体材料的性质、磨料的物理特性（如磨料的粒度、强度、硬度和形态）、研磨压力及研磨的运动速度与运动方向、研磨的时间、润滑剂的使用及研磨工具表面是否清洁。

2. 研磨操作原则　应遵守循序渐进的原则，研磨时，按照磨料的硬度，从硬到软逐级顺序研磨；或按照磨料的粒度，从大到小逐次顺序进行。否则，不但效率降低，而且无法获得理想的表面。

二、研磨及抛光材料的种类和应用

1. 氧化锡　将氧化锡与水、甘油等调成腻子状，用于在口腔内抛光牙组织或修复体，最好与橡皮障一同使用。

2. 氧化铬　氧化铬经与脂类混合固化成抛光膏后呈绿色。适用于各种金属材料的抛光。

3. 氧化铁　一般是将红色的氧化铁细粉末与硬脂酸混合做成抛光膏，用于贵金属抛光。

4. 碳酸钙　为白色颗粒状，常加水、甘油做成抛光膏使用，也是牙膏中的磨光剂。

5. 浮石粉　颗粒硬度较低，常用于抛光软、中硬度的贵金属合金，也用于研磨牙体组织，对牙釉质无损伤。

6. 硅藻土　主要由硅藻类植物的硅质细胞壁沉积而成，呈白色或淡黄色，是一种中等硬度的抛光剂。

7. 石英粉　最常用的石英粉呈灰白或红色，被研磨成很细小的颗粒后，通过较软的黏合剂形成抛光膏，抛光金属和一些塑料材料。

8. 石榴石 是一种硅酸盐矿物质,一般为暗红色,特别坚硬。石榴石主要被制成砂片、砂轮,常用于研磨硬质合金和塑料材料。

9. 刚玉 主要成分为 Al_2O_3 和 Fe_2O_3,硬度仅次于金刚石,筛分出不同粒度的粒子,粘在耐水纸上,制成各种标号的水砂纸。

10. 碳化硅 碳化硅非常硬且脆,形成的颗粒锐利,非常适合切割多种材料,如金属、瓷和塑料等。

11. 碳化硼 为有光泽的黑色晶体,硬度接近金刚石。可制成各种切削、研磨工具。

12. 金刚石 为碳的结晶体,莫氏硬度为 10。金刚石微粒可制成各种切削、研磨工具,是切削牙釉质最有效的切削材料。

13. 金刚砂 这类含氧化铝的矿物质一般为白色,主要用于研磨金属,最普遍使用的工具是白砂石。

14. 氧化铝 是一种白色粉末,硬度超过金刚砂。在加工过程中通过改变反应物可获得具有不同性能的氧化铝,常制成结合型、涂覆型研磨材料及压缩空气驱动的颗粒型打磨材料。用于调磨牙釉质、合金及瓷材料。

15. 乌贼骨 它是将地中海乌贼类软体动物体内的骨壳,研磨成粉末而制得的一种白色石灰粉。是精细的抛光材料,用于抛光金属边缘或银汞合金修复体。

三、研磨和抛光的注意事项

在口腔诊室和修复体制作室对修复体进行研磨抛光过程中,空气里会弥漫大量的粉尘颗粒和微生物,这易导致医技人员患各种慢性或传染性的呼吸系统疾病和眼病,一些直径微小的浮尘颗粒可随着人的呼吸过程直接进入肺泡。因此,研磨抛光时,应采用喷水、负压抽吸等措施,同时保证有良好的通风环境,工作人员戴防护眼镜和面罩。

第九节 其他辅助材料的种类、性能及应用

一、分离剂

分离剂的主要作用是在两种相同或不同的材料之间或材料与模具间形成隔离膜,使材料与材料或材料与模具不发生粘接。在各种操作过程中,需根据不同情况选择适当的分离剂。

(一)钾皂分离剂

钾皂水溶液是负离子类表面活性剂,涂在石膏表面后,与钙离子发生反应生成不溶性金属皂类物质。由于亲油性原子基团(脂肪族碳氢化合物)排布在这层物质的表面,形成一层疏水分子膜,可以发挥分离亲水材料的作用。但这种分离膜溶于树脂单体,因此不能充当石膏与树脂间的分离剂。

(二)水玻璃分离剂

水玻璃(硅酸钠)与石膏表面的钙离子反应,形成硅酸钙薄膜,在石膏与石膏之间发挥分离作用,一般使用 30% 的水溶液,浓度过高,会使石膏表面变粗糙。

（三）藻酸盐分离剂

藻酸盐分离剂是含 2%～3% 藻酸钠的水溶液。将其涂在石膏表面后，与钙离子发生反应，形成不溶于水和树脂单体的藻酸钙薄膜，这层薄膜可在树脂与石膏之间产生分离作用，操作时应注意：

1. 涂布分离剂时，按顺序均匀涂一层即可，不宜用力来回涂擦，否则可能将已形成的不溶性藻酸钙薄膜擦掉。

2. 涂布分离剂前，要将模型表面的水分及残余模型蜡彻底清除；树脂应已达到面团期，未达面团期的树脂与水接触，有可能使聚合后的树脂变色，表面发生龟裂。

（四）聚乙烯醇分离剂

部分皂化的聚乙烯醇的分子中含有大量羟基，是一种具有成膜性质的结晶型聚合体。虽然聚乙烯醇形成的膜耐水性欠佳，但具有透明、强度、韧性和化学稳定性高等特点，所以聚乙烯醇水溶液可作为加压常温固化树脂的分离剂使用。

（五）甘油及乙二醇分离剂

甘油和乙二醇分子中均含有亲水基团，涂布在石膏表面后，亲水基排布在分离膜表面，对疏水的蜡起分离作用。

二、清洁材料

口腔清洁材料是指通过化学作用清洁修复体表面污物和氧化物的各种材料。目前广泛使用的主要有焊媒和清洁剂。

（一）焊媒

焊媒是用于保证钎焊过程顺利进行的辅助材料，也被称为焊药、钎剂等。

1. 作用　焊媒可防止被焊接金属表面氧化，清除金属表面的氧化膜及降低金属表面与液态金属的表面张力。

2. 种类　常用的焊媒有金焊焊媒、银焊焊媒、高熔合金焊焊媒、锡焊焊媒等，可在各种焊媒配方中加无水乙醇、机油、凡士林等调配成糊膏状使用。

（二）金属清洁剂

主要用于清除金属的氧化层，一般具有很强的腐蚀性。

1. 配方

（1）硝酸 25%，盐酸 75%，加适量水稀释，配制成稀王水。主要用于清除白合金片制作的各种修复体表面的氧化物。

（2）盐酸溶液，主要用于银合金铸造修复体。

2. 使用方法及注意事项

（1）使用时将准备处理的修复体放在室温下的清洁液中，然后逐渐加热，待清洁液达到沸点后，停止加热并及时取出，用清水洗去清洁液，擦去修复体表面的氧化物。

（2）煮沸时间切勿过久，否则会使修复体因腐蚀过度而变薄甚至完全溶解。

（3）修复体不能直接放入过热的清洁液中，以防清洁液爆溅造成化学性烧伤。

（三）义齿清洁剂

义齿清洁剂是用以清除义齿上的污物、烟渍、色素、结石及氨味的各种清洁材料，它具有清洁和消毒作用，可用于浸泡或洗刷义齿。根据义齿清洁的方法，可分为机械清洁剂和化学清洁剂。

1. 机械清洁剂 主要依靠机械摩擦和超声震荡的方法,能有效提高义齿清洁度。剂型主要有粉剂和糊剂,使用时需要使用机械工具(如牙刷)蘸清洁剂清洁义齿。

2. 化学清洁剂 包括漂白型清洁剂、氧化型漂白剂和酶型漂白剂,临床常用的是后两者。

（黄 翠 潘新华）

第六章 口腔修复相关设备知识

第一节 铸造相关设备的性能、应用

铸造是现代口腔修复制作程序中重要的工艺过程之一，随着固定修复技术、精密铸造、烤瓷修复体、钛及钛合金修复体等的推广普及，铸造技术已成为口腔修复工艺使用最多的技术，其设备仪器也成为研发的重点，铸造过程中使用的主要设备包括以下几种。

一、琼脂溶化器

琼脂为可逆性弹性印模材料，可用于临床制取口腔印模，也可在口腔修复体制作室进行带模铸造时翻制印模、灌制铸造耐火模型时使用。琼脂常温下是一种有弹性的胶状物质，温度升高，可由胶状固态向液态转化。琼脂溶化器的主要功用就是热溶琼脂并自动恒温控制，使琼脂保持在流体状态。常见机型还带有自动搅拌等功能，故又称之为琼脂搅拌机（图 6-1-1）。由于琼脂种类和应用场合不同，同类产品参数有区别，但其工作原理基本相同，运行可靠、操作简便。下面详细介绍琼脂溶化器。

琼脂溶化器由温度控制系统和电动搅拌系统构成，主要装置包括琼脂锅、加热线圈、搅拌器、温控表、放料球阀、放料口、机壳前面板、电源开关（红色）、低温保温开关（蓝色）、解冻搅拌开关（绿色）等。

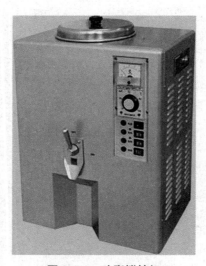

图 6-1-1 琼脂搅拌机

其利用附着在锅外的电阻丝加热带加热琼脂，采用高低双温数字控制器，可在低温下长时间保温，使琼脂在略高于凝固临界点温度时放出，进行浇铸，从而获得低气泡的铸模。

二、真空搅拌机

真空搅拌机是口腔修复的专用设备，主要用于搅拌石膏或包埋材料与水的混合物（图6-1-2）。混合物在真空状态下搅拌可防止产生气泡，使灌注的模型或包埋铸件精确度高。

真空搅拌机由真空发生器、搅拌器、料罐自动升降器、程序控制模块等部件组成。

其接通电源后，控制器开始工作，启动真空发生器和搅拌电机，产生真空并开始搅拌，按设定时间完成后停止。

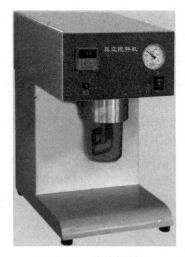

图 6-1-2　真空搅拌机

三、箱型电阻炉

箱型电阻炉又称预热炉或茂福炉（图6-1-3），主要用于口腔修复中铸造蜡型去蜡、铸造模型的预热。目前牙科常用的电阻炉主要有加热系统、时间控制及温度控制器等组成。温度控制器能在0～1 000℃内进行调节，达到控制电阻炉温度的目的。

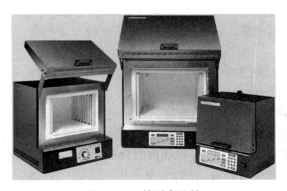

图 6-1-3　箱型电阻炉

箱型电阻炉由炉体、炉膛和加热元件及时间-温度控制系统等组成。

其接通电源后，发热元件开始升温，其温度由控制器内的动圈式温度指示器调节仪控制。温度指示调节仪是一个磁电式的表头，可动线圈有游丝支撑，处于磁钢形成的永久磁场中。感应元件将热能转变为电子信号，使可动线圈流过电流，此电流产生磁场与永久磁场作用，产生力矩，驱动指针偏转至一定角度被游丝扭转产生的力矩平衡，指针指示感温元件相对应的温度值，到达设定温度时，加热元件的电源可自动断开。

四、中熔、高熔铸造机

牙科铸造机是口腔修复体制作的必需设备，用于各类可摘局部义齿支架、嵌体、固定义齿的制作，按其铸造原理有蒸汽压力铸造、离心铸造、真空加压铸造。

在铸造过程中熔化合金使用的热源可为汽油空气吹管、乙炔氧气吹管以及高频感应熔化合金，前两者由于有温度的限制，现在使用日渐减少。如今应用最广的是高频感应熔化技术。将高频感应熔化技术和离心铸造技术相结合成的高频感应铸造机，已成为现在铸造设备的主流，随着科学技术的发展，铸造机的功能在不断改进，但基本工作原理类似。

（一）普通离心铸造机

离心铸造是利用电动机或发条的强力带动，使旋转机臂高速转动而产生离心力，将熔化的合金注入铸型内，完成铸造的过程。

普通离心铸造机的旋转机臂以旋转轴为中心，一端安放铸圈及坩埚，另一端为平衡侧，可根据铸圈的大小进行调整，使两端平衡。当坩埚内的合金完全熔化，启动旋转机臂，通过机臂的高速转动获得离心力，将液态合金注入铸型内，完成铸造。离心铸造机分为立式和卧式两种，可用于中熔、高熔合金的铸造。

（二）高频离心铸造机

高频离心铸造机是用于熔化和铸造各种口腔用中高熔合金，如钴铬合金、镍铬合金，可制备各类义齿支架、嵌体、冠桥等铸件（图6-1-4）。特点：熔解过程是通过电磁感应在合金内部进行，不会造成被熔合金与碳元素反应而影响其晶相结构；无灰无烟，不污染工作室环境；熔解速度快，氧化残渣少，被熔合金流动性好，铸造成功率较高；配有多用铸模可调托架，适用于各型铸圈，铸造准确性高；由于高频磁场在一定距离内能影响人体健康，如不注意防护，对人体有潜在危害。按其冷却电子管和感应圈不同可分为风冷式和水冷式。下面着重介绍风冷式高频离心铸造机。

风冷式高频离心铸造机采用风机强制电子管和感应圈冷却。全部熔铸操作自动化，并设有安全保护装置，使用可靠。该铸造机设有多用熔模可调托架，适用于各类大小铸型，铸造准确率高。

风冷式高频离心铸造机主要由高频震荡装置、铸造室及滑台、箱体系统三部分组成，全机多呈柜式，带有脚轮，方便操作及检修。

其基本原理为高频电流感应加热原理。高频电流是频率为$1.2\sim2.0\text{MHz}$的交变电流，高频电流产生的电磁场称高频电磁场。如果将金属材料置于高频电磁场的范围内，在高频电磁场的作用下，根据电磁感应原理，坩埚内的合金受高频电磁场磁力线的切割，产生感应电动势，从而出现一定强度的涡流，使合金发生集肤效应（当交变电流通过导体时，电流将集中在导体表面流过的现象，又叫趋肤效应），即高频涡流在合金表面产生短路，将电能转换为热能,使金属材料发热,直至熔解实现铸造。此过程无烟,无尘,无噪声,由于无电极参加熔解,不会造成合金材料渗碳和元素烧毁,不改变合金的物理性能和化学性能,熔解速度快,被熔合金流动性好。

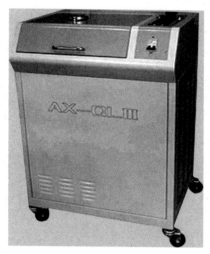

图 6-1-4　高频离心铸造机

（三）真空加压铸造机

真空加压铸造机是较离心铸造机更为先进的一种微电脑控制的新型金属铸造机,可自动或手动完成金属的熔化压差式铸造。因其熔金速度快,并有真空加压及氩气保护装置,避免了合金成分的氧化,使合金的质量更有保证。同时真空加压铸造机具有自动化程度高,体积小,容易操作等特点。

真空加压铸造机由真空装置、氩气装置、铸造装置、箱体系统等组成。一般呈柜式,下部有轮,移动方便。

其采用直流电弧加热方式。铸造前,将坩埚和铸圈一起在高温电炉内预热;铸造时打开电源开关,将铸金放入坩埚内,在真空条件下,通入氩气惰性气体保护,将合金材料直接用直流电弧加热,熔融,将焙烧好的铸圈倒置在坩埚口上并固定,然后由真空炉内的气压和大气压力的差而形成负压,将熔化的合金吸入铸模内铸造。

（四）钛金属铸造机

钛金属具有优越的生物相容性、良好的机械性能、耐腐蚀性、密度小、强度高等特点,是理想的口腔修复材料。由于钛金属熔点高(1 668℃),化学性能活泼,在高温下极易与空气中氢、氧、氮等元素及包埋料中的 Si、Al、Mg 等元素结合,在铸件表面形成氧化污染层,使其优良的理化性能变差,硬度增加,塑性、弹性降低,脆性增加,因此铸造应在保护性气体中进行。此外钛金属的黏稠度大、密度小,且熔化后液体的流动性差,铸造温度与铸型温差(300℃)较大,冷却快,常规铸造方法,可使钛金属铸件表面和内部有气孔等缺陷出现,对铸件的质量影响很大,因此须采用特殊的加工方法和操作手段。

随着铸造技术的不断改进,如今钛金属铸造技术已日渐成熟。1940 年 Bother 最早将钛金属应用于口腔领域。1965 年瑞典学者 Brinemark 把钛金属用于口腔种植体。1980 年日本研制出第一台牙科铸钛机。如今,国际上钛金属铸造技术的发展很快,而我国的钛金属铸造技术起步较晚，但发展较快。1995 年我国研发了首台牙科铸钛机，之后技术不断完善，2002 年推出第 5 代新产品，使我国在纯钛铸造方面逐渐达到国际水准（图 6-1-5）。

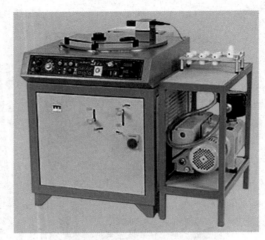

图 6-1-5　钛金属铸造机

1. **钛金属铸造机的种类**　临床常用钛金属铸造机有以下几类。

（1）按铸造方式分类

1）加压铸造式铸钛机：在较低压力的惰性气体（氩气或氦气）的保护下溶解钛金属。钛金属熔化后流到铸道口时，对液体钛加以较高的压力，使液体钛注入铸模腔内，完成铸造。

2）加压吸引式铸钛机：依靠惰性气体的压力和铸造室真空状态形成的负压使钛液进入铸型腔，完成铸造。

3）离心式铸造机：利用离心力使液体钛注入铸模腔内完成铸造。

4）压力、吸引、离心式铸造机：是指将离心力、抽吸、加压三种铸造技术结合起来，以提高铸钛件成功率的工艺技术。

（2）按熔化金属的热源分类

1）弧熔解式：弧熔解法是利用辅助电源使电机对钛金属发生弧放电，惰性气体产生的电子和阳离子在电极间加速运动放出热电子而持续产生等离子弧，由等离子弧所产生的高热将钛金属熔化。

2）高频感应式：利用高频交流电产生的磁场，使被熔化的金属本身产生感应电流（内涡流），通过涡电流加热熔化钛金属。其特点是熔化钛金属的温度较均匀，但高温下的钛熔液与坩埚接触的时间较长，易使钛金属受到污染。

3）电磁悬浮高频波熔解式：1952 年美国的 Okress 发明了此技术。它是利用磁力使金属悬浮在空中并使用高频波感应熔解的方法，从而避免了坩埚材料对金属的污染，并可以控制熔解温度。但由于熔解量的限制而不适用于工业，只适用于部分实验性熔解炉，如今已应用于齿科。

（3）按铸造的工作室数目分类

1）一室铸钛机：熔解和铸造在同一室内完成。

2）二室铸钛机：分熔金室和铸造室。钛熔化后，由熔金室注入铸造室。钛溶液的流动方式有两种：一是从近心端一次流入到远心端，在增大压力时或竖排气道时可减少铸件缺陷的产生，有利于型腔充盈；二是先流到近心端再返流到远心端，此方式是容易产生湍流导致铸件缺陷。

（4）按制作坩埚的材料分类

1）铜坩埚：多用于弧熔解方式

①底部开口式坩埚：特点是在坩埚底部设有一个使液钛顺利下流的口，由于等离子弧在对钛金属加热时，是从钛金属的顶部开始熔化，当钛金属的底部也熔化时，熔化的金属是从下面的孔流入铸型腔内。

②分离式坩埚（坩埚底部为分瓣式结构）：当钛金属熔化后，控制系统便可使坩埚分离成两半，熔化的金属钛从下面的孔流入铸型腔内。

③倾斜式（倾倒）坩埚：与以上两种的不同之处为，当钛金属熔化时，由控制系统使坩埚发生倾斜，液体顺利地注入铸型腔内。

④石墨坩埚：采用高密度的石墨加工制成的钛铸造用坩埚，现已用于弧熔解方式的铸造机上。由于弧熔钛金属是从上部加热熔化，当坩埚底部易受污染的钛金属在未熔化时，就将熔化的液态钛通过离心力，注入铸型腔内，较好地解决了坩埚材料污染钛金属的问题。此类坩埚效果好，造价低，可反复使用。

2）氧化铝陶瓷坩埚：氧化铝陶瓷纯度高，耐化学腐蚀性好，注浆成型，密度高，耐急冷急热性好，不易炸裂。此类坩埚主要用于高频熔金的离心铸造，要求坩埚的表面光洁度好，致密度高，为防止坩埚材料污染液体钛金属，需在坩埚内部涂布一层防止污染的膜。

3）不设坩埚：利用电磁场使钛块悬浮在熔解室内，可减少对钛的污染。

2. 各类钛金属铸造机的特点

（1）离心式铸钛机：由于钛密度小，在进行离心浇铸时铸造机的离心速度和离心力必须足够大才能保证牙科铸钛件的完整。一般认为离心速率达 3 000r/min 能够满足牙科铸造的需要。

1）单纯离心力铸造机：利用离心力使液体钛注入熔模腔内的方法。由于钛金属的比重轻，要使其能充满整个熔模腔，离心力的初速度就显得很重要。为增加初速度，有的铸钛机采用先将铸型高速旋转，在旋转状态下利用高速离心力将液体钛注入熔模腔内。有的铸钛机则采用在熔解钛金属时，让产生离心力的马达先旋转，待钛金属熔解后，利用离合器与高速旋转的马达结合起来，高速离心力将液体钛注入铸模腔内。离心类型目前主要有水平离心和垂直离心两种方式。

2）离心力压力铸钛机：该法是将液体钛靠离心力注入熔模腔内，同时在液体钛的表面加一个较大的压力，以促使液体钛注入熔模腔内。

3）离心力、抽吸、加压铸钛机：将离心力、抽吸、加压三种方式结合起来，以提高铸钛件的成功率。方法为：在熔解钛金属时，从铸型的底部及四周进行抽吸排气，使熔金室和铸造室之间产生较大的压力差。当钛金属熔化后，离心力促使液体钛注入熔模腔内，同时再从液体金属表面加入一个较大的惰性气体正压力，液体钛在离心力、负压抽吸及液体钛表面较大正压力的共同作用下，促使液体钛快速的注入熔模腔内。

（2）差压式铸钛机：差压方式铸造时，先使熔金室和铸造室形成高真空度，熔化钛时向熔金室内注入惰性气体，铸造室持续抽真空，注入熔化的金属时，因在熔金室和铸造室之间形成压力差和重力作用,熔化的金属由上部熔金室落入下部铸造室的铸模口,被压入充满铸模腔。为了确保铸件质量,常在铸模下方安装吸注装置。此种方法必须使熔金室和铸造室两室间严密隔绝,才能保证压差的形成。

（3）加压铸钛机:在较低压力的惰性气体(氩气或氦气)的保护下熔解钛金属,钛熔化后流入铸道口时,再对液体钛加以较高的压力,使液体钛注入铸模腔。此法关键是正确掌握好加压时间。如加压时间过早,高气压提前流入铸模腔内,影响液体钛的注入,造成铸件表面或内部缺陷。加压时间过晚,液体钛会发生早凝,导致铸造失败。

3.压力、吸引、离心式三合一钛金属铸造机　临床实际使用证明,三合一的铸造方式效果较其他较好。

压力、吸引、离心式三合一钛金属铸造机主要由旋转体、动力部分、供电系统、真空系统、氩气系统、电子控制系统等组成。

其在真空和氩气的保护下,直流电弧对坩埚中的金属加热,使之熔化,在离心力作用下熔融金属充满铸模腔,完成铸造。

五、喷砂机

喷砂机又称喷砂抛光机。是利用高速度的压缩空气将砂粒喷射到金属修复体的表面,从而达到打磨抛光的效果。该机主要用于清除牙科修复体的铸件(冠桥、支架、卡环等)表面的残留物,使其达到初步光洁。

喷砂用的砂粒为锐角状金刚砂和球状玻璃体。

根据喷砂方式不同分为干性喷砂机和湿性喷砂机(液体喷砂)。湿性喷砂是在喷砂的同时有水相伴,可防尘,减少室内污染。

根据喷砂方式不同分为以下三种:

1.手动型　用手持铸件在喷砂嘴下进行抛光。

2.自动型　将铸件放入转篮中,转篮可自动地旋转,旋转的同时对铸件进行喷砂抛光。

3.笔式喷砂型　用于烤瓷修复体(图6-1-6)。分为双笔式和四笔式,适合对细微部位进行处理,可清除表面氧化物及杂物,同时还可用玻璃珠对树脂基托表面进行抛光处理。

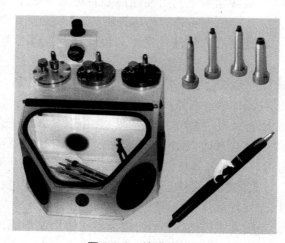

图6-1-6　笔式喷砂机

喷砂机由滤清器、调压阀、电磁阀、压力表、喷嘴、吸砂管、转篮、定时器等部件组成。外形为一箱体结构,工作仓与外界呈密封状态,可防止粉尘外溢,排气口设有过滤布袋,以洁净空气。自动喷砂抛光机包括转篮和自动旋转系统。根据粒度的大小,可选用不同的喷嘴进行喷砂操作。其以压缩空气为动力,经滤清器过滤,推动砂粒对铸件表面进行抛光。

第二节 瓷加工相关设备的性能、应用

一、超声波清洗机

超声波清洗机是利用超声产生震荡,对口腔修复体表面进行清洗。主要用于烤瓷、烤塑金属冠等形状复杂的精密铸件的清洗,可去除铸件表面及内部的污垢,使物品呈现自然光泽。

超声波清洗机主要由清洗槽和箱体组成。箱体内有超声波发生器和晶体管电路等。清洗槽由不锈钢制成,底部固定有换能器等(图6-2-1)。

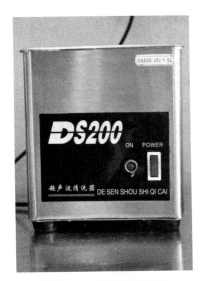

图 6-2-1 超声波清洗机

其利用超声波产生的能量,对物质分子产生声压作用,即在液体分子排列紧密时,使之受到压力,液体分子排列稀疏时,使之受到拉力。液体分子较能承受压力,但在拉力的作用下,分子排列易发生断裂,而在液体中的杂质、污物及气泡处是最易断裂的地方。液体分子断裂后,会产生许多泡状空腔,这些空腔可以产生巨大的瞬间压力,可达数千毫帕。巨大的压力使液体中物质表面受到剧烈的冲击作用,超声波这种声压作用被称为"孔蚀现象"。

二、烤瓷炉

烤瓷炉是制作烤瓷修复体的设备,主要用于烤瓷牙用瓷体,包括金属烤瓷和瓷坯烤瓷。常用烤瓷炉依据外形不同分为:卧式和立式两类,立式应用较广。目前,烤瓷炉大多具有真

空功能,这一类烤瓷炉又称真空烤瓷炉(图6-2-2)。

烤瓷炉由炉膛、产热装置、电流调节装置、调温装置、真空调节装置五部分组成。

烤瓷炉多采用电脑控制,功能较为完善,使用比较简单。其控制电路主要包括温度传感器、压力传感器、微控制器、只读存储器、输入输出接口及显示器等。只读存储器中一般存储有多个程序。现在烤瓷炉日益先进,预设程序可达上百个,并可外接插卡增建程序以满足不同烤瓷过程的需要。

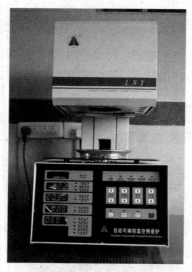

图6-2-2　真空烤瓷炉

三、铸瓷炉

全瓷材料按材料及制作工艺的不同,一般分为铸造玻璃陶瓷、渗透陶瓷、热压铸陶瓷、切削陶瓷(CAD/CAM)和氧化锆增韧陶瓷等。

热压铸瓷材料也称注射成型玻璃陶瓷材料,简称"铸瓷"。它采用失蜡法工作原理,借助专用的铸瓷炉,将熔化的玻璃陶瓷在一定压力下铸入耐火模型的铸模腔内成型,完成全瓷修复体的制作。铸瓷炉一般包含以下组件:带有电子控制部件的烤瓷炉基座、带有炉膛的烤瓷炉盖、冷却盘、烧结盘、带有软管和电源线的真空泵。炉膛最高可加热到1 200℃,设计的烧付过程带有真空泵,以便炉膛处于真空状态。烧结过程由相应的电子部件和软件控制。热压铸瓷修复体具有压铸过程简单、成形温度低、无须微晶化处理、边缘适合性好、强度高、色泽逼真的特点,在国内外已广泛应用于嵌体、贴面、全冠等的修复治疗。

四、全瓷玻璃渗透炉

全瓷玻璃渗透炉主要用于全瓷坯体的烧结及玻璃料的渗透。该机铸造的玻璃陶瓷修复体,具有牙体密合度好,硬度、透明度、折光率与釉质类似的优点,达到了全瓷修复体在物理学和美学上的要求。常用的全瓷玻璃渗透材料有:渗透尖晶石、渗透氧化铝和渗透氧化锆等,可用于制作冠、嵌体和瓷贴面等。

第三节　树脂加工相关设备的性能、应用

一、光固化机

复合树脂光固化技术具有固化效率高、操作简单方便、治疗效果美观、材料耐磨持久等优点，被广泛用于口腔修复和牙科整形等。随着各种光源新技术的应用，光固化机也在不断地更新换代，该技术在临床上的应用也必将越来越广泛。与此同时，随着人们对牙齿健康和美观的关注，光固化机在牙科的使用越来越频繁，成为牙科一种必不可少的设备。

光固化机又称光敏固化灯，是修复牙齿的一种口腔设备，是利用光固化原理，使牙科修补树脂材料在特定波长范围内的光波作用下迅速固化，从而填补牙洞或粘接托槽。根据不同的发光原理，将其分为卤素光固化机和 LED 光固化机两种类型。卤素光固化机在相当长的一段时间内满足了口腔治疗过程的需要，但是随着科学技术的进步，近年来已被半导体二极管发光原理制成的新一代 LED 光固化机所取代。LED 光固化机具有安全方便、操作简便、体积小、可移动、光源寿命长、光强度高、不需要冷却、能持续工作等优点。

（一）卤素光固化机

卤素光固化机主要由电子线路主机和集合光源的手机两大部分组成。主机包括恒压变压器、电源整流器、电子开关电路、音乐信号电路、电源线以及手机固定架。手机包括卤素灯泡、光导纤维棒、干涉滤波器、散热风扇、定时装置、手动触发开关以及主机连接线等。

机器接通电源，主机电子开关电路进入工作状态，并输出一个控制信号，同时风扇运转，冷却系统散热。按动手机上的触发开关，卤素灯泡发光。光波通过干涉滤波器，将不同频率的红外线光和紫外线光完全吸收，再通过光导纤维棒输出均匀且波长范围为 380～500nm 的无闪烁光，使光固化复合树脂迅速固化。定时结束，音乐电路报警时，卤素灯熄灭，完成一次固化动作。再次按动触发开关，可重复以上过程。

（二）LED 光固化机

LED 光固化机主要由发光二极管、电子开关电路、音乐信号电路、光导纤维管、定时装置、充电器、锂离子电池、变压器、整流器等组成（图 6-3-1）。

发光二极管是一块电子发光的半导体材料，置于一个有引线的架子上，四周用环氧树脂密封，起到保护内部芯线的作用，所以 LED 光固化机的抗震性能好。当机器处于正向工作状态即两端加上正向电压，电流从 LED 正极流向负极，半导体晶体发出从紫外线到红外线不同颜色的光，光的强弱与电流有关。由于临床上绝大多数复合树脂材料的光敏剂均是樟脑醌，对波长为 470nm 的光最为敏感。而 LED 光固化机波长的峰值为 465nm，所以其发出的光基本是有效光。

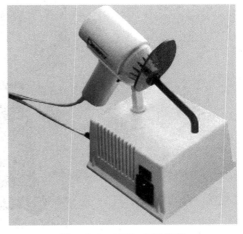

图 6-3-1　LED 光固化机

二、隐形（弹性）义齿设备

隐形义齿是可摘局部义齿的一种。此类义齿采用弹性树脂卡环取代传统金属卡环，且弹性树脂卡环位于天然牙龈缘，其色泽接近天然牙龈组织，因此具有良好的仿生效果和隐蔽性（故称隐形义齿）。弹性树脂材料的强度高、有适宜的弹性、较好的柔韧性和半透明性，多采用压注成形方式来制作义齿。目前市场上隐形义齿机有手动和全自动两种类型可供选择，下面以手动型为例介绍该设备。

隐形义齿机主要由注压机、加热器、温控测温仪、型盒、型盒紧固器等构件所组成（图6-3-2）。

加热器在温控器的控制下，将弹性树脂材料加热溶化，注压机采用诸如螺旋、液压或电动等方式将溶化的树脂材料压入型盒内的铸腔中，冷却后，形成修复体的雏形。

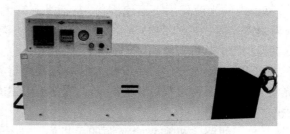

图 6-3-2　全自动隐形义齿机

三、齿科吸塑成形机

齿科吸塑成形机是将成品聚丙烯、聚碳酸酯一类高分子薄膜加热软化后再经真空吸塑成形的一种口腔修复制作设备。齿科吸塑成形机主要由加热器、薄膜夹持器、模型放置台、真空抽吸装置、控制面板等部件构成（图6-3-3）。它是利用红外线或电阻丝加热软化热塑性塑料薄膜，然后通过真空抽吸装置形成负压，使薄膜与模型贴合，冷却后形成修复体的雏形。它主要用来制作脱色牙套、正畸保持器、牙弓夹板、牙周病与氟化物治疗托盘、暂基托、恒基托、夜磨牙保护垫、护齿托等。

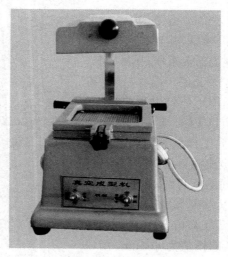

图 6-3-3　齿科吸塑成形机

第四节　模型扫描仪的性能、应用

随着科技的发展，人类社会迈入了数字化时代。数字化技术与医学的完美结合形成了数字医学这一崭新学科。在医学领域，随着计算机断层扫描和磁共振技术的发展，放射学诊断变得创伤更小，诊断也更精确，而且其高分辨率的三维图像数据在数秒内就可以获得，成为理想的三维数据获取手段。

牙科三维扫描仪常采用三维激光扫描、投影光栅测量、莫尔条纹法或立体摄影等方法，具有较高的扫描速率和较好的精度。牙科三维扫描仪扫描获取的数字化文件通过数据接收系统进行传输，义齿加工企业再使用 CAD/CAM 系统进行最终修复体的设计和制作，提高制作过程的灵活性和效率性。

模型扫描仪使用时先用印模材料对患者口腔进行印模制取，取模后再用石膏灌出石膏模型，最后用模型扫描仪对石膏模型进行三维数据的采集，即扫描石膏模型，获取牙齿表面的数字化图像，建立数字化模型，从而获得高精度的数字化模型。

模型扫描仪可用于口腔修复学中单冠、桥体、贴面、嵌体和高嵌体以及可摘局部义齿等模型的扫描，也可用于口腔正畸学、口腔颌面外科学、种植学、整形医学等模型的扫描。当然，模型扫描仪不只在牙科领域有着广泛应用，在其他领域如珠宝、工艺品设计等领域也有大量使用。

第五节　数字化加工设备的性能、应用

一、CAD/CAM 系统

CAD/CAM 即计算机辅助设计（computer aided design，CAD）和计算机辅助制造（computer aided manufacture，CAM）的简称。它是将数学、光学、电子学、计算机图像识别与处理、数控机械加工技术结合起来，用于制作嵌体、贴面、全冠、部分冠、固定桥、可摘局部义齿、全口义齿等的一门新兴的口腔修复技术。CAD/CAM 系统自动化程度高，加工精度高，摆脱了烦琐的制作工艺，减轻了劳动强度，减少了患者的就诊次数，大大提高了修复体的精度和工作效率。

CAD/CAM 系统由数字印模采集处理装置、人机交互计算机设计装置和数控加工单元三部分组成。

1. 数字印模采集处理装置　数据采集亦称牙颌三维形状测量及计算机图像化。相当于传统方法中的印模制取和模型制备。测量方法分为口内直接测量和模型测量法两种。口内直接测量技术又包括光学反射测量技术和激光扫描技术。数据采集装置包括光学探头或机械触摸式传感器、控制板和显示器。激光探头一般由激光发射器、棱镜系统和光电耦合（CCD）传感器组成。光学探头与机械触摸式传感器可采集口内组织或口外模型的三维形态数据以成像，从而取得"数字化印模"。激光扫描技术因测量精度较高且制作简单，现在已广泛应用。

2. 计算机人机交互设计装置　包括计算机主机、图形显示终端和各种软件。软件包括

系统软件、支撑软件(如图形处理软件、设计数据库等)以及应用软件(专家系统)。该装置根据"数字化印模"的三维形态数据来建立几何模型,亦即"视频模型",相当于经过牙体预备的石膏模型。然后在人机交流互动模式下完成修复体三维形态的设计、修改,以及"计算机蜡型"的制作、调验、显示。

3. 数控加工单元　包括数控软件、数控加工设备和配套设备。用于根据"计算机蜡型(数据文件)"来完成修复体的制作,替代了包埋铸造或装盒充填热处理等工序。它是依靠小型精密数控机床或激光成型机完成的。目前的 CAD/CAM 系统多采用 3.5~5 自由度的精密数控机床,可铣削陶瓷或合金,加工出嵌体、瓷贴面、全冠、固定桥等修复体。此外,还有一种数控的"线切割"及"电火花"加工技术,被用于义齿加工。

根据不同的 CAD/CAM 系统,将光学探头以一定距离和一定角度置于口内组织处,探测器获取所需部位必要的信息,通过光感受器转换为电信号,或者由机械接触式探针按像素描记口外模型来获取三维信息,并将这些信息转为电信号形式。之后将这些已转换为数字信号的数据传送到计算机,经相关图形图像处理软件重建后,形成数字化三维图像,并显示在显示器上。至此完成"数字化印模"及生成"数字化模型"。接着再利用计算机人机交互设计装置,在人机交流互动模式下完成修复体三维形态的设计、修改,以及"计算机蜡型"的制作,调验,最后将设计完成的修复体的外形坐标数据集传输到数控加工单元,在计算机的精确控制下,通过铣切固定好的预成材料块,完成修复体的制作。

二、牙科 3D 打印系统

3D 打印,即快速成型技术的一种。它是一种以数字模型文件为基础,运用粉末状金属或塑料等可粘合材料,把数据和原料放进 3D 打印机中,通过逐层打印的方式来构造物体的技术,即机器会按照程序把产品一层层"堆"出来。牙科 3D 打印技术实质是将牙科 CAD 与 3D 打印机结合,医师或技师可在"数字化模型"上设计修复体,将数据输入 3D 打印机进行打印。牙科 3D 打印多采用光敏树脂材料、钴铬合金、钛及钛合金。目前国内可以打印出模型、冠桥、支架等。

牙科 3D 打印系统主要由数字印模采集处理装置、计算机人机交互设计装置和 3D 打印机三部分组成。

1. 数字印模采集处理装置　与 CAD/CAM 系统相同。

2. 计算机人机交互设计装置　与 CAD/CAM 系统类似,但 3D 打印技术在三维设计中有所不同,它在计算机建模软件建立"视频模型"后,再将三维模型"分区"成逐层的截面,即切片,从而指导打印机逐层打印。

3. 3D 打印机　由 UV 灯、喷头、加热系统、数控软件及控制组件构成。UV 灯即紫外线灯,目前牙科 3D 打印材料多为紫外线光敏树脂(SLA),UV 灯利用光化学反应快速固化打印材料。加热系统多利用激光加热熔融固态打印材料。喷头则用来将液态打印材料喷涂于铸模托盘上。

其工作原理,首先利用数字印模采集处理装置取得"数字化印模",然后由 CAD 建模软件生成"数字化模型",接着再将三维模型逐层截面,将截面后的"视频模型"数据通过 SD 卡或优盘拷贝到打印机中,打印机通过读取文件中的横截面信息,利用打印材料将这些截面逐层地打印出来,最后再将各层截面以各种方式固化粘合起来,从而制造出一个修复体实体。

三、3D打印金属的后处理问题

金属3D打印技术作为整个3D打印体系中最为前沿和最有潜力的技术，是先进制造技术的重要发展方向。该技术目前已应用于医疗器械、造船、汽车、军工、模具制造和航空航天等领域中形状复杂、价格昂贵的零件制造。金属3D打印仅能打印十几种金属，主要包括铝合金、钛合金、钴铬合金、不锈钢、铁镍合金和铜合金等。

金属3D打印最常见的形式是粉末床熔融。这类工艺使用热源（SLM工艺使用激光，EBM工艺使用电子束）逐点将粉末颗粒熔融在一起，逐层加工至物件完成。直接能量沉积法和粘接剂喷涂法也可以用来3D打印金属物件。

金属3D打印过程中会出现一些问题，如孔隙、残余应力、致密度、翘曲、裂纹及表面光洁度等，需要对金属打印件进行后处理。

1. 打磨　3D打印出来的金属物品表面会比较粗糙，表面光洁度不理想，需要抛光。抛光又分物理抛光和化学抛光。可以用砂纸打磨进行后处理。砂纸打磨原则：先粗后细，先进行粗打磨再进行精打磨。

2. 表面喷砂　操作者手持喷嘴朝着抛光对象高速喷射介质小珠从而达到抛光的效果。

3. 化学处理　化学抛光法多针对树脂材料，目前化学抛光还不够成熟，应用不是很广泛。

4. 震动抛光　用震动抛光机进行抛光，也可以用离心机抛光。其原理是通过模型与介质之间的碰撞摩擦实现抛光。

未来随着金属3D打印机的拓展深化和金属3D打印工艺的深入研究，金属3D打印零件的致密度、力学性能、表面质量和其他物理性能等都会得到改善。

第六节　其他辅助设备性能

一、振荡器

振荡器是口腔修复体制作室不可缺少的一种设备，主要用来灌注石膏、琼脂，复制模型。它利用机械垂直振荡运动，帮助排出灌模材料和包埋材料内部的气泡，增加其在印模或铸圈内的流动性，以获得性能良好、表面光滑的模型、铸模等。此设备具有操作简单、平稳可靠、使用寿命长、故障率低等特点。根据产生振动的原理，振荡器有电磁振荡式（图6-6-1）和偏

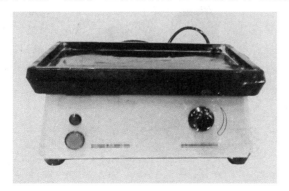

图6-6-1　电磁振荡式振荡器

心凸轮振荡式两种。

振荡器由底座和振荡源构成。

电磁振荡式振荡器是利用电磁铁,将电能转变为机械能。电磁铁由线圈与铁芯组成。当线圈通电时,铁芯产生磁力,将振动台顶开;当线圈断电后,磁力消失,振动台回至原位。偏心凸轮式振荡器的工作原理是利用偏心轮各个方向的半径不同,当电动机驱使它转动时,转动半径的不同使振动台产生振动。

二、模型修整机

模型修整机,又称石膏打磨机,是口腔修复体制作室修整石膏模型的专用设备。

根据修整的部位不同分有石膏模型外部修整机和内部(舌侧)修整机。内部修整机的磨头多为硬质合金,有多种型号供选择使用。

根据外形不同可分为台式修整机和立式修整机。

根据模型修整方法分干性修整机和湿性修整机。两者外形相似,湿性修整机有一个进水孔,在模型修整的同时有水参与,可更好地防尘。

随着设计水平的不断提高,目前还有专门用于修整单个代模的修整机,因为刚切割完的模型桩边缘锐利,使进一步的处理变得困难。这种修整机可修整与钉平行的模型桩外表面,以便让模型桩四周变得圆钝,更利于操作。

石膏模型硬固脱膜后,必须及时修整。模型修整的目的是使其美观、整齐、利于义齿制作,并便于观察保存。模型修整的要求是:

1．修整模型底面使其与𬌗平面平行。

2．修整模型的四周。

3．用工作刀修去咬合障碍的部分,去除模型𬌗面的石膏小瘤,修去黏膜反折处的边缘,并使下颌舌侧平展,以利于熔模的制作。

石膏模型修整机由电动机及传动部分、供水系统、砂轮、模型台四部分组成,其外壳为金属或非金属制作而成(图6-6-2)。

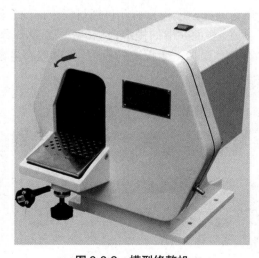

图 6-6-2　模型修整机

砂轮直接固定在加长的电动机轴上。接通电源后，电动机转动带动砂轮转动，湿性修整机的供水系统同步供水。石膏模型在模型台上与转动的砂轮接触，从而起到修整作用。水喷到转动的砂轮上，再经排水孔进入下水道。

三、牙科种钉机

牙科种钉机适用于烤瓷牙预备，主要用于石膏模型石膏钉预制的加工。所谓石膏钉预制指的是在人造石、超硬石膏、环氧树脂模型上指定部位打孔。该设备具有转速高、噪音小、钻孔精度高、操作简便之优点。

牙科种钉机主要由活动底板、激光定位系统、马达、钻头、调整高度螺丝等构成。

四、打磨机

打磨机是口腔修复体制作室基本设备之一，可用于制作口腔修复体时打磨、修改和抛光等，也可用于口腔内科治疗时的牙体洞形制备和修复治疗时牙体预备等，但由于目前高速涡轮机的普及，打磨机已很少用于牙体制备。

目前临床上使用的打磨设备大概可分为两类：一类是微型电动打磨机，具有携带方便、操作简单、转速高、无振动感、切削力强等优点。根据安放形式的不同，分为台式和吊式。台式多放在工作台上；吊式可悬挂，不占用工作台面，更节省空间。使用时可根据工作场所需要具体选择。微型电动打磨机由于体积小、携带方便，可用于试戴义齿时做少量磨改及抛光等使用。另一类是多功能切割、打磨、抛光机，其体积较大、功率大、速度快、切削力强，可安装多种型号的磨头，使用方便。多用于口腔修复体制作室制作过程中对修复体的切割、打磨抛光等。

（一）微型电动打磨机

微型电动打磨机体积小、携带方便，适合放置在任何位置，既可水平放置，也可悬吊放置。吊式放置可节省场地，使操作空间得以充分有效地利用。打磨机由微电脑控制，有的设有转速自动锁定功能，有的有自动故障显示及转速显示。

目前还有体积更小的手持微型打磨机。其携带更方便，结构紧凑、重量轻、功能多。使用时只需装好随机附带的夹头（钻头、砂轮、锯片），插入 220V 电源，启动开关即可使用。

微型电动打磨机主要由微型电机、打磨机头、控制系统等组成。

微型电动打磨机为永磁直流电动机，适用于直流低压电源。直流电源流入转子绕组，由于磁场的作用，产生旋转动力。

（二）多功能切割、打磨、抛光机

用于金属铸件的切割和义齿的打磨、抛光等。良好的多功能切割、打磨、抛光机应具有性能稳定、噪音小、体积小、防震动、防尘好及操作简便等优点（图 6-6-3）。常用的有台式和便携式。

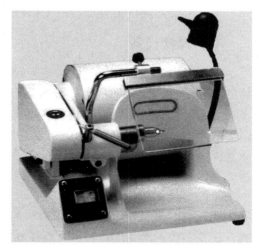

图 6-6-3 多功能切割、打磨、抛光机

其外形与打磨机相似,备有安全防护装置,外壳系合金铸件,具有安全可靠、耐腐蚀等特点。其轴的一端可安置形态各异的砂轮,另一端安装不同类型的砂片。

五、电解抛光机

电解抛光机是利用电化学的原理,在特定的溶液中进行阳极电解,整平金属表面,降低金属表面粗糙度,并提高其表面光泽从而对金属表面进行电解抛光的设备。其与机械抛光相比,最大限度地保留了铸件的几何形状,并提高了铸件表面的光洁度。它具有生产效率高、成本低、操作方便、不产生表面加工应力、操作时间短等优点。为了安全考虑,现已设计有自我保护装置。

电解抛光机由电源及电子电路、电解抛光箱两部分组成。

电化学抛光是利用金属电化学阳极溶解原理进行修磨抛光。它不受材料硬度和韧性的限制,可抛光各种复杂形状的工件。抛光铸件在电解液中位于阳极,电解槽处于阴极,在电场的作用下,铸件表面产生一层高阻抗膜,如果铸件表面不平,则凸起部位表面的膜比凹下部位的膜薄,因此凸起部分会被先电解,依此原理,整个铸件表面可光滑平整。

六、蒸汽清洗机

蒸汽清洗机,又名饱和蒸汽清洗机,是利用饱和蒸汽的高温和外加高压,清洗零件表面的油渍污物,并将其汽化蒸发的一种清洗设备。还可以清洗任何细小的间隙和孔洞,剥离并去除油渍和残留物,达到高效、节水、洁净、干燥、低成本的要求。

蒸汽清洗机的作用原理是通过高温产生的蒸汽,加快污垢面分子的运动速度,通过破坏它们之间的结合力,来达到消除各种顽固污渍的目的,同时将附着在物体上的各种细菌、螨虫、微生物和病原体完全消除掉。其附有喷嘴、毛刷等多种功能便捷的配件,无须任何清洁剂,即可实现快速除污杀菌的高效率。

蒸汽清洗机可以对地板、门窗和衣物、油烟机、空调、微波炉及卫生洁具等进行表面清洁杀菌,清除微尘和细菌,还可防止过敏,消除顽固的污渍油渍。无须化学试剂,对清洁物品几乎零损伤。不会对环境产生二次污染。当然也可以用于齿科修复体的清洁。

蒸汽清洗的优点是省水,减少各种清洁剂的使用,环保,安全。

七、焊接设备

焊接是两种或两种以上同种或异种材料,通过原子或分子之间的结合和扩散连接成一体的工艺过程。牙科应用焊接技术已有一百多年的历史,传统的焊接方法如金焊、银焊等多需要借助助焊剂来完成。这类焊接具有加热时间长、变形大、易氧化、焊点薄弱、操作繁杂等缺点,已难以满足现代口腔修复的要求。目前,工业上涌现出一系列高新焊接技术,如激光焊、氩弧焊、等离子弧焊、真空电子焊等,并已被引入口腔修复学领域。牙科焊接机常用的有牙科点焊机和激光焊接机两种。

(一)牙科点焊机

牙科点焊机是用于焊接金属材料的一种设备,主要用来焊接各类义齿支架、固定桥金属件和各类矫正器。焊接对象为直径 0.2～1.2mm 的不锈钢丝及厚度 0.08～0.20mm 的不锈钢箔片,是口腔修复科、正畸科制作室的必备设备。

点焊机外观呈箱体型，箱体外表面有控制面板、活动案板、点焊电极和电极座。箱内为焊接电路，焊接电路主要由可控硅调压器、储能电容、输出变压器及电子电路组成（图6-6-4）。

点焊属于电阻焊一类，即焊件组合后通过电极施加压力，利用电流通过接头的接触面及邻近区域产生的电阻热进行焊接的方法。工作时先调整电极座，使两个电极加压工件，两层金属在两电极的压力下形成一定的接触电阻，而焊接电流从一电极流经另一电极时在两接触电阻点形成瞬间的热熔接，熔化局部表面金属后断电，冷却凝固，形成焊点，去除压力，焊接完成。

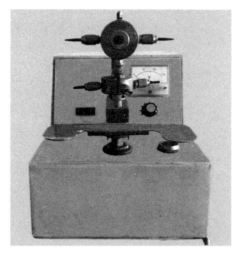

图6-6-4　牙科点焊机

（二）激光焊接机

激光焊接是利用高能量的激光脉冲对材料进行微小区域内的局部加热，激光辐射的能量通过热传导向材料的内部扩散，将材料熔化后形成特定熔池以达到焊接的目的。它属于熔化焊，是无焊接剂焊接。此焊接方式具有焊缝宽度小、变形小、焊接速度快、焊缝平整美观、质量高、无气孔、聚焦光点小、定位精度高及无须过多的焊后处理等特点。激光焊接广泛应用于制造业、粉末冶金、汽车工业、电子工业及生物医学等行业，主要适用于贵金属、非贵金属及钛合金间的焊接。常用于固定义齿的固位体与桥体间的焊接、可摘局部义齿各金属部件之间的焊接、整铸支架的修补、精密附着体焊接以及铸造缺陷的修补等，可提高固定义齿的适合性。

牙科激光焊接机主要由脉冲激光电源、激光器、工作室以及控制显示系统四部分组成。

激光焊接机利用高能脉冲激光对工件实施焊接，它以脉冲氙灯作为光泵光源，以YAG晶体棒作为产生激光工作物质。激光电源首先将脉冲氙灯预燃，通过激光电源对脉冲氙灯放电，使氙灯产生一定频率和脉宽的光波，光波经聚光腔照射YAG激光晶体，从而激发YAG激光晶体产生激光，再经过谐振腔后产生波长为1 064nm的脉冲激光。该激光在导光系统和控制系统作用下，经过扩束、反射、聚焦后辐射至工件表面，使工件合金局部熔融产生焊接。

八、印模和模型消毒设备

口腔是一个有菌环境，是多种细菌和病原体的栖息场所。这些微生物通过唾液、血液、牙垢等玷污印模表面,再通过翻制石膏模型污染制作室及感染技师。如果消毒灭菌措施不力,就会在义齿加工过程中传播致病微生物,导致医源性交叉感染。因而对口腔修复体制作室的印模、石膏模型的消毒尤其重要。印模和模型常用的消毒方法有浸泡消毒法、喷雾消毒法、熏蒸消毒法、紫外线消毒法、臭氧消毒法等。

因浸泡消毒法常会导致石膏模型变形,并且使模型表面侵蚀,降低其强度,影响修复体制作,故此种消毒方法多数义齿加工厂目前已很少使用。

印模和模型消毒设备主要有浸泡消毒柜、熏蒸消毒柜、紫外线消毒柜、臭氧消毒柜等,可根据口腔修复体制作室制作义齿量选择相应消毒柜尺寸。

(马惠萍　葛亚丽)

第七章　相关行业法律、法规知识

第一节　《中华人民共和国劳动法》相关知识

一、《中华人民共和国劳动法》的立法宗旨

为保护劳动者的合法权益，调整劳动关系，建立和维护适应社会主义市场经济的劳动制度，促进经济发展和社会进步，根据宪法，制定本法。

二、《中华人民共和国劳动法》的适用范围

在中华人民共和国境内的企业、用人单位以及与其形成劳动关系的人员都需要依法签订、履行劳动合同。

三、劳动合同的订立

企业、企业化管理的事业组织和个体经济组织的全体劳动者，必须依法与用人单位订立劳动合同；国家机关、社会团体、非企业化管理的事业组织中的工勤人员也必须依法与用人单位订立劳动合同。订立劳动合同，应当遵循平等自愿、协商一致的原则。协商双方应当具备法律、行政法规规定的主体资格，在订立过程中不得违反《中华人民共和国劳动法》及相关法律、行政法规的规定。劳动合同依法订立即具法律约束力，当事人必须履行劳动合同规定的义务。用人单位招用职工，应自劳动者报到之日起三十日内，依法与劳动者订立劳动合同。

四、劳动合同的履行和变更

劳动合同的全面履行要求劳动合同的当事人双方，必须按照合同约定的时间、期限、地点、用约定的方式，按质、按量全部履行自己承担的义务，既不能只履行部分义务而将其他义务置之不理，也不得擅自变更合同，更不得任意不履行合同或者解除合同。对于用人单位而言，必须按照合同的约定向劳动者提供适当的工作场所和劳动安全卫生条件，相关工作岗位，并按照约定的金额和支付方式按时向劳动者支付劳动报酬；对于劳动者而言，必须遵守用人单位的规章制度和劳动纪律，认真履行自己的劳动职责，并且亲自完成劳动合同约定的工作任务。

劳动合同的全面履行要求劳动合同主体必须亲自履行劳动合同。因为劳动关系是具有人身性质的社会关系，劳动合同是特定主体间的合同。劳动者选择用人单位，是基于自身

经济、个人发展等各方面利益关系的需要；而用人单位之所以选择该劳动者也是由于其具备用人单位所需要的基本素质和要求。劳动关系确立后劳动者不允许将应由自己完成的工作交由第三方代办，用人单位也不能将应由自己对劳动者承担的义务转嫁给其他第三方承担，未经劳动者同意不能随意变更劳动者的工作性质、岗位，更不能擅自将劳动者调到其他用人单位工作。劳动合同的全面履行，还需要劳动合同双方当事人之间相互理解和配合，相互协作履行。

劳动合同的变更是指劳动合同双方当事人依据法律规定或约定，对劳动合同内容进行修改或者补充的法律行为。劳动法规定，变更劳动合同，应当遵循平等自愿、协商一致的原则，不得违反法律、行政法规的规定。劳动合同变更是在用人单位的客观情况发生极大变化，有必要对当事人的权利义务加以调整的情况下发生的。变更可以发生在劳动合同订立后但尚未履行时，也可以发生在履行过程中。从用人单位方面来说，由于转产、调整生产结构或经营目标等客观原因，需要对产品、经营方式等进行相应调整时，劳动者的岗位也有可能做相应的调整；从劳动者方面来说，由于劳动者身体健康、劳动能力、职业技能等方面的原因，在不能适应原工作岗位的情况下，也可以要求对其岗位加以调整。

五、劳动合同解除和终止

用人单位解除职工劳动合同前，应当将解除劳动合同的依据提交工会，工会认为不适当的，有权提出意见。如果用人单位违反《中华人民共和国劳动法》及相关法律、法规或者劳动合同的约定解除劳动者劳动关系，工会有权要求重新处理。

用人单位解除劳动合同，应提前一个月通知劳动者，并提交解除劳动合同通知书，为劳动者办理有关手续。解除劳动合同通知书包括以下内容：

（1）用人单位名称、劳动者姓名和身份证号码。

（2）劳动合同解除的时间。

（3）劳动合同解除的依据。

（4）用人单位印。

劳动合同终止和劳动者依法解除劳动合同，用人单位必须为劳动者出具终止或解除劳动合同证明书，并协助劳动者办理终止或劳动合同解除相关事宜。

六、法律责任

用人单位制定的劳动规章制度违反法律、法规规定的，由劳动行政部门给予警告，责令改正；对劳动者造成损害的，应当承担赔偿责任。用人单位违反本法规定，延长劳动者工作时间的，由劳动行政部门给予警告，责令改正，并可以处以罚款。

用人单位有下列侵害劳动者合法权益情形之一的，由劳动行政部门责令支付劳动者的工资报酬、经济补偿，并可以责令支付赔偿金：

（1）克扣或者无故拖欠劳动者工资的。

（2）拒不支付劳动者延长工作时间工资报酬的。

（3）低于当地最低工资标准支付劳动者工资的。

（4）解除劳动合同后，未依照本法规定给予劳动者经济补偿的。

用人单位的劳动安全设施和劳动卫生条件不符合国家规定或者未向劳动者提供必要的

劳动防护用品和劳动保护设施的，由劳动行政部门或者有关部门责令改正，可以处以罚款；情节严重的，提请县级以上人民政府决定责令停产整顿；对事故隐患不采取措施，致使发生重大事故，造成劳动者生命和财产损失的，对责任人员依照刑法有关规定追究刑事责任。

用人单位强令劳动者违章冒险作业，发生重大伤亡事故，造成严重后果的，对责任人员依法追究刑事责任。用人单位非法招用未满十六周岁的未成年人的，由劳动行政部门责令改正，处以罚款；情节严重的，由市场监督管理部门吊销营业执照。用人单位违反本法对女职工和未成年工的保护规定，侵害其合法权益的，由劳动行政部门责令改正，处以罚款；对女职工或者未成年工造成损害的，应当承担赔偿责任。

由于用人单位的原因订立的无效合同，对劳动者造成损害的，应当承担赔偿责任。用人单位违反本法规定的条件解除劳动合同或者故意拖延不订立劳动合同的，由劳动行政部门责令改正；对劳动者造成损害的，应当承担赔偿责任。用人单位招用尚未解除劳动合同的劳动者，对原用人单位造成经济损失的，该用人单位应当依法承担连带赔偿责任。用人单位无故不缴纳社会保险费的，由劳动行政部门责令其限期缴纳；逾期不缴的，可以加收滞纳金。

用人单位无理阻挠劳动行政部门、有关部门及其工作人员行使监督检查权，打击报复举报人员的，由劳动行政部门或者有关部门处以罚款；构成犯罪的，对责任人员依法追究刑事责任。

劳动者违反本法规定的条件解除劳动合同或者违反劳动合同中约定的保密事项，对用人单位造成经济损失的，应当依法承担赔偿责任。

劳动行政部门或者有关部门的工作人员滥用职权、玩忽职守、徇私舞弊，构成犯罪的，依法追究刑事责任；不构成犯罪的，给予行政处分。国家工作人员和社会保险基金经办机构的工作人员挪用社会保险基金，构成犯罪的，依法追究刑事责任。违反本法规定侵害劳动者合法权益，其他法律、行政法规已规定处罚的，依照该法律、行政法规的规定处罚。

第二节 《中华人民共和国合同法》相关知识

一、《中华人民共和国合同法》的立法宗旨

合同法是规范市场交易的基本法律，是民商法的重要组成部分。新合同法的制定，对于更好地适应建立社会主义市场经济体制的需要，规范市场交易，保障市场经济统一、有序健康的发展，更好地维护合同当事人的合法权益具有十分重要的意义。

二、《中华人民共和国合同法》的适用范围

为了保护合同当事人的合法权益，维护社会经济秩序，促进社会主义现代化建设，制定本法。本法所称合同是平等主体的自然人、法人、其他组织之间设立、变更、终止民事权利义务关系的协议。

三、合同的订立

当事人订立合同，应当具有相应的民事权利能力和民事行为能力。当事人依法可以委

托代理人订立合同。当事人订立合同,有书面形式、口头形式和其他形式。法律、行政法规规定采用书面形式的,应当采用书面形式。当事人约定采用书面形式的,应当采用书面形式。

四、合同的效力

依法成立的合同,自成立时生效。法律、行政法规规定应当办理批准、登记等手续生效的,依照其规定。

五、合同的履行

当事人应当按照约定全面履行自己的义务。当事人应当遵循诚实信用原则,根据合同的性质、目的和交易习惯履行通知、协助、保密等义务。合同生效后,当事人就质量、价款或者报酬、履行地点等内容没有约定或者约定不明确的,可以协议补充;不能达成补充协议的,按照合同有关条款或者交易习惯确定。

六、违约责任

当事人一方不履行合同义务或者履行合同义务不符合约定的,应当承担继续履行、采取补救措施或者赔偿损失等违约责任。当事人一方明确表示或者以自己的行为表明不履行合同义务的,对方可以在履行期限届满之前要求其承担违约责任。当事人一方未支付价款或者报酬的,对方可以要求其支付价款或者报酬。当事人一方不履行非金钱债务或者履行非金钱债务不符合约定的,对方可以要求履行,但有下列情形之一的除外:

(1)法律上或者事实上不能履行;

(2)债务的标的不适于强制履行或者履行费用过高;

(3)低债权人在合理期限内未要求履行。

第三节 《中华人民共和国环境保护法》相关知识

一、《中华人民共和国环境保护法》的立法宗旨

中华人民共和国环境保护法是为保护和改善环境,防治污染和其他公害,保障公众健康,推进生态文明建设,促进经济社会可持续发展制定的国家法律。

二、口腔修复体制作室与环境保护

口腔修复体制作室是口腔修复体制作,及保证口腔修复工作顺利开展的重要场所。义齿加工制作过程中,口腔技师通常暴露于各种粉尘环境,包括矽尘、合金粉尘和丙烯酸树脂粉尘,可能导致多种肺部疾病如肺尘埃沉着病、哮喘、支气管肺癌和间皮瘤。另外在口腔修复工作中,口腔修复体制作室是传染病菌传播的重要场所,口腔修复体制作室内如果环境清洁卫生情况不达标,则室内环境中的传染病菌会直接附着于修复体上,进而带入口腔修复临床工作中,导致传染病菌传播。应当对从事与产品质量有影响人员的健康进行管理,并建立健康档案。直接接触物料和产品的操作人员每年至少体检一次,患有传染性、感染

性疾病的人员不得从事直接接触产品的工作。

生产厂房不得设在居民住宅等不适合生产的场所。生产环境应当整洁、卫生。铸造、喷砂、石膏制作等易产尘、易污染等区域应当独立设置，并定期清洁。产品上瓷、清洗和包装等相对清洁的区域应当与易产尘、易污染等区域保持相对独立。应当对消毒、生产、检验、仓储等区域合理区分，并与产品生产规模、品种相适应。易燃、易爆、有毒、有害的物料应当专区存放、标识明显，专人保管和发放。应当对生产过程中产生粉尘、烟雾、毒害物等有害物质的厂房、设备安装相应的防护装置，采取有效的防护措施，确保对工作环境、人员的防护。

第四节　有关义齿加工的相关法律法规知识

为加强医疗器械生产监督管理，规范医疗器械生产质量管理，根据《医疗器械监督管理条例》（国务院令 650 号）、《医疗器械生产监督管理办法》（国家食品药品监督管理总局令第 7 号），原国家食品药品监督管理总局组织起草了《医疗器械生产质量管理规范附录定制式义齿》，内容如下：

一、范围和原则

本附录中所指的定制式义齿是指根据医疗机构提供的患者口腔印模、口腔模型、口腔扫描数据及产品制作设计单，经过加工制作，最终为患者提供的能够恢复牙体缺损、牙列缺损、牙列缺失的形态、功能及外观的牙修复体，不包含齿科种植体。

本附录是对定制式义齿生产质量管理规范的特殊要求。

二、人员要求

技术、生产和质量管理负责人应当具有口腔修复学相关专业知识，并具有相应的实践经验，应当有能力对生产管理和质量管理中实际问题作出正确判断和处理。从事产品生产的人员应当掌握所在岗位的技术和要求，并接受过口腔修复学等相关专业知识和实际操作技能的培训。专职检验人员应当接受过口腔修复学等相关专业知识培训，具有相应的实际操作技能。

三、设备要求

对于通过切削技术（CAD/CAM）、增材制造技术（3D 打印）生产产品的，应当配备相应的生产设备、工艺装备及计算机辅助设计和制作系统。

四、原料要求

生产按照第二类医疗器械注册的定制式义齿，应当采购经食品药品监督管理部门批准注册或备案的义齿原材料，其技术指标应当符合强制性标准或经注册或备案的产品技术要求。使用未注册或备案的义齿原材料生产的定制式义齿按照第三类医疗器械管理，并应当具有相应的生产许可。经注册或备案的义齿原材料标签和说明书要求应符合《医疗器械说明书和标签管理规定》，进口的义齿原材料标签和说明书文字内容应当使用中文。应当选择具有合法资质的义齿原材料供应商,核实并保存供方资质证明文件,并建立档案。

应当在金属原材料进货检验时查阅、留存金属原材料生产企业的出厂检验报告。出厂检验报告中应当包含有关金属元素限定指标的检验项目,如检验报告中不能涵盖有关金属元素的限定指标,应当要求金属原材料生产企业对金属元素限定指标进行检验,并保存相关检验结果。金属原材料生产企业不能提供有关金属元素的限定指标的检验记录的,应当对金属原材料进行检验或不予采购。应当制定口腔印模、口腔模型、口腔扫描数据及设计单的接收准则。

五、生产要求

生产管理方面,应当编制产品生产工艺规程、作业指导书等,明确关键工序和特殊过程。应当明确口腔印模、口腔模型及成品的消毒方法,并按照要求进行消毒。成品经消毒、包装后方可出厂。应当建立接收区、模型工件盒的消毒规定,并对生产区工作台面进行定期清洁,保存相关记录。金属尾料的添加要求应当按照金属原材料生产企业提供的产品说明书执行。应当对产品生产后废料的处理进行规定,应当符合环境保护的相关要求,并保留处理记录。应当对主要义齿原材料进行物料平衡核查,确保主要义齿原材料实际用量与理论用量在允许的偏差范围内,如有显著差异,必须查明原因。每个产品均应当有生产记录,并满足可追溯要求。生产记录应当包括所用的主要义齿原材料生产企业名称、主要义齿原材料名称、金属品牌型号、批号/编号、主要生产设备名称或编号、操作人员等内容。

六、质量要求

对于质量控制,每个产品均应当有检验记录,并满足可追溯要求。检验要求应当不低于强制性标准要求和国家有关产品的相关规定。产品生产过程中可能增加或产生有害金属元素的,应当按照有关行业标准的要求对金属元素限定指标进行检验。应当对医疗机构返回的产品进行消毒、评审以控制不合格品。

(邵龙泉 杨 倩)

第八章 相关的安全生产与劳动保护知识

第一节 劳动防护相关常识及安全常识

劳动保护是国家和单位为保护劳动者在劳动生产过程中的安全和健康,在改善劳动条件、消除事故隐患、预防职业危害、实现劳逸结合等方面所采取的立法、组织和技术措施。劳动保护的目的是为劳动者创造安全、卫生、舒适的劳动工作条件,消除和预防劳动生产过程中可能发生的各种健康危害,保障劳动者以健康的劳动力参加社会生产,促进劳动生产率的提高。"加强劳动保护,改善劳动条件"是载入中国宪法的神圣规定,国家也在不断通过健全劳动保护立法,明确要求加强劳动保护,认真贯彻安全第一、预防为主的指导方针。

一、劳动保护工作的任务

劳动保护工作的任务是采取积极有效的组织管理措施和工程技术措施,及时消除生产过程中不安全、不卫生因素,保护劳动者在生产过程中的安全与健康。具体分为以下几个方面:

1．安全技术　采取各种保证安全生产的技术措施,控制和消除生产过程中容易造成劳动者伤害的各种不安全因素,保障劳动者安全地从事生产劳动。

2．劳动卫生　采取各种保证劳动卫生的技术措施,积极预防职业病和职业危害,保障劳动者的身体健康。

3．劳动条件　改善劳动条件,减轻劳动强度,为劳动者创造舒适、良好的工作环境。

4．工作时间与休假　安排劳逸结合,严格控制加班加点,保证劳动者有合理的休息时间,使劳动者能经常保持健康的体魄、高涨的热情和充沛的精力,进而提高劳动效率。

5．女职工和未成年工的保护　根据女职工和未成年工的生理特点,依法对他们进行特殊保护。

口腔技师的工作就是针对每位修复患者的病情进行个性化修复体成形、制作。口腔技师的绝大部分操作是从原材料或半成品开始的,而这些操作还可能伴随着其他材料、器械和设备的使用,这些器物不仅会影响到工作环境,更重要的是会影响到技师的健康和安全。因此,口腔修复体制作室必须全面执行预防性保护措施,建立一整套组织管理、工程技术及医学防护方案,重视口腔技师的职业病登记和管理。

二、劳动生产中的危害因素

（一）危害因素的分类

按事故和职业危害原因,将生产过程中的危险、有害因素分为以下几种:

1. 物理性因素　包括设备和设施缺陷、电危害、高低温危害、噪声和振动、辐射、有害粉尘等。

2. 化学性因素　包括易燃易爆、有毒、腐蚀等。

3. 生物性因素　如致病微生物、传染病媒介物等。

4. 生理心理性因素　如健康异常、心理异常等。

5. 行为性因素　如操作错误、指挥错误等。

6. 其他因素　作业空间不足、标识不清等。

（二）口腔修复体制作室的环境污染及其危害

1. 口腔修复体制作室污染的种类

（1）物理污染：主要来源于生产过程中的光、热、磁场、噪声和粉尘等。

1）光污染：主要是指不利于口腔技师视觉器官的频闪性日光灯和焊接用电弧发出的对眼睛有刺激伤害的强光等。

2）热污染：一些设备（如铸造机、烤瓷炉和热聚合处理设备等）在工作时发出大量热能，使周围环境温度升高，操作者感觉不适，甚至有受到灼伤的风险。

3）电磁污染：许多电气设备（特别是高频离心铸造机、微波炉等），在工作时发散电磁波，对口腔技师的生理功能有干扰作用。

4）噪声污染：许多设备在工作时发出噪声（如牙科电机可达 50～90 分贝、模型修整机和喷砂机可大于 80 分贝、磨光机可大于 83 分贝、负压吸引可达 40～95 分贝等），这些都能够干扰口腔技师的生理和心理功能。

5）粉尘污染：口腔治疗装置生产流程中需要对模型和制品进行切割、喷砂、打磨和抛光等工序，形成的粉尘量大、种类多，成分包括石膏粉末、金属粉尘、石英粉、刚玉粉、金刚砂粉、浮石粉、树脂粉、白垩粉、红铁粉、氧化铬和氧化锡粉末等，铸造时还有蜡和金属燃烧分解形成的烟尘。粉尘进入口腔技师的眼睛可造成不适感，严重时可损及视力；被吸入呼吸道可导致气管、支气管和肺的各种病变，包括肺尘埃沉着病等危及生命的严重疾患。

（2）化学污染：口腔治疗装置制作过程中需要频繁和大量地使用金属熔解、高分子化合物聚合、强酸强碱化学处理等工艺，这些化学反应可能产生有毒物质，造成工作环境污染和工作人员的损伤。

1）无机化学污染物质：包括石膏、氨气、包埋材料、金属清洁剂和电解液等酸性或碱性的无机物，若浓度超过一定水平，接触时间过长，或是触及眼睛、口腔等部位可能造成伤害。

2）无机有毒物质：包括汞、锌、铅、铬、镍等金属离子或合金，形成蒸汽、粉尘或雾化后可通过呼吸道被人体吸收，对人体造成伤害。

3）有机有毒物质：如甲基丙烯酸甲酯单体的挥发成分，蜡和树脂燃烧后形成的烟尘等。

（3）生物污染：口腔修复体制作室的生物污染有些来自大环境，例如源于空气、自来水中的致病微生物等，对于这些污染源的控制可遵循一般的卫生常识。口腔修复体制作室还具有特殊性的生物污染源，主要来自临床的口腔病患者。

2. 口腔修复体制作室污染的危害　口腔修复体制作室环境被污染后产生的后果，首先直接体现在对口腔技师的健康造成危害，同时也会对修复体制作质量造成不利影响。

（1）生物污染的危害：主要是来自乙型肝炎和艾滋病等经血液循环途径传播的疾病。来自临床的印模等物品，如残留乙肝或艾滋病患者留下的体液，口腔技师在操作时皮肤黏膜如有损伤,就存在被感染的机会。工作人员受到微生物的感染发生病变会损害健康,降低工作效率,严重者可能会危及生命。

(2)化学污染的危害:首先是直接接触化学物品的部位(皮肤、黏膜、角膜等)可能出现过敏、充血和灼伤等急性损伤或疮、疹、溃疡等慢性病变,若伤及眼睛会导致短期或永久性视力受损甚至失明。

(3)物理污染的危害:高温工作环境可导致口腔技师出现水电解质平衡紊乱,也可能导致烫伤。耀眼的强光会造成眼底黄斑区的损伤,表现为眼痛、畏光、流泪和视力下降,严重者会引起头痛、眩晕等症状。高频电磁场可以造成神经精神症状,如头晕、头痛、乏力、嗜睡和失眠等。噪声易使人激动、发怒,进而引起生理方面的紊乱和病变;噪声还可能对听觉器官造成损伤,表现为听力下降和噪声性耳聋。粉尘是修复体制作室最常见、危害最大的污染源之一。粉尘进入眼睛后可进一步侵入泪囊,引起泪囊炎,大的颗粒可能形成角膜异物,引起严重的不适感。经呼吸道吸入的粉尘,一部分留于鼻腔和鼻咽部,引起一系列刺激症状或慢性炎症;更严重的后果是细微的粉尘有可能穿越鼻咽过滤而进入气管、支气管、小支气管和肺泡,引起咳嗽、哮喘等呼吸系统病变;一部分粉尘可沉积在肺中形成肺尘埃沉着病,使肺的气血交换功能衰退,肺部长时期的慢性炎症有时会转化为肺癌。

三、劳动安全和防护的措施

口腔技师的工作环境和工作条件在医疗机构中相当特殊,口腔修复体制作室与临床的密切联系,各种口腔治疗装置用于人体的特殊属性、制作工艺技术多样性和操作复杂性等,决定了口腔技师在工作中面临多种风险,具有工作姿势局限、精力高度集中和劳动强度大等职业特点。因此,义齿生产企业或口腔修复体制作室应采取有效措施,消除生产中不安全和不卫生因素,创造舒适的劳动环境,充分调动和发挥人的积极性。作为劳动者的口腔技师也应该掌握劳动保护相关知识,工作时采取有效的保护措施,防止对自身和他人健康的侵害。

(一)劳动安全防护的一般对策

1. 消除 通过合理的设计和科学管理,尽可能从根本上消除有害因素。

2. 预防 当消除有困难时,采取预防性技术措施,预防危险、危害发生。

3. 减弱 在无法消除危险、有害因素和难以预防的情况下,可采取减少危险、危害的措施。

4. 隔离 在无法消除、预防、减弱的情况下,应将人员与危险、有害因素隔开和将不能共存的物质分开。

5. 警示 在易发生故障和危险性较大的地方,配置醒目的安全色、安全标志。

(二)口腔修复体制作室劳动安全和防护措施

1. 生物污染的控制措施

(1)从业人员健康检查及预防:为确保口腔修复体制作室的工作人员不成为生物污染的来源,招聘时应作全面身体健康检查,包括结核菌素试验、测定乙型肝炎病毒抗原和抗体水平等,确认不是传染性疾病带菌者方可聘用。对受聘者应作乙肝、流感、破伤风和白喉等疫苗的预防接种,人员发生可疑为传染性疾病者应立即调离岗位,痊愈后上岗前应再度体检。对口腔修复体制作室全体工作人员还应定期体检,包括肝功能及经血传播的病原抗体监测、胸部X线检查等,杜绝传染性疾病带菌者造成内源性生物污染的风险。

（2）空气污染的控制：空气中的细菌除存在于飞沫外主要附着于微尘上，修复体制作室应保持空气洁净，减少空气中飞扬的微尘和细菌的数量。实现的途径是通过设计良好的送风、排风系统，采用空气调节设备及层流设施保证新鲜空气流动，以便控制空气中细菌数量。

（3）工作室的房屋设计：工作室间隔的规划、设计除考虑对噪声、粉尘的阻断外，还有防止细菌扩散的重要作用。内部装修设计应考虑地面、墙壁、天花板和工作台表面采用抗尘力强且便于清洁的坚硬少孔隙材料。

（4）注意保持室内卫生：平时桌、椅、柜架表面要每日擦拭或清洗 1～2 次，痰盂污物每天清理 1 次，工作台表面和设备上要确保没有碎屑、灰尘残留，每天都要进行清洁，每周至少用消毒液消毒 1 次，器械盘应每周清洗擦拭 1 次，浸泡器械的容器每周擦拭 1 次并更换消毒液。用沾有酸溶液的湿拖把擦地，由专人每隔数小时 1 次。

（5）来自临床物品的流程控制：来自临床的印模、模型、咬合记录、面弓、𬦬架、试排牙蜡型、试冠、试桥、试支架、容器及设计单等物品进入修复体制作室后，应统一视为已被来自乙肝或艾滋病等经血液循环传染疾病的患者所污染，必须先由专人在指定处所进行彻底的消毒灭菌。在未经消毒灭菌前，其他人不得接触这些来自临床的物品，也不得将它们携带到口腔修复体制作室的其他地方。

（6）器械和磨头等的消毒：对已使用的调拌刀、雕刻刀、𬦬架、𬦬叉和面弓等器械最安全可靠的消毒方法是高压蒸汽灭菌法。对不耐高压灭菌的器材或磨头，可采用高效快速灭菌剂消毒，其方法是：物品浸泡前反复冲洗去除残留的可见污染物，在常温下用 2% 戊二醛浸泡消毒 30min，灭菌 6～10h。对于体积小或是有利刃的小器械，也可使用含氯的消毒剂浸泡消毒，用蒸馏水冲洗后使用。

（7）对抛光机中的抛光用石英砂的消毒：通常采用 2% 戊二醛浸泡石英砂的方法，需定期更换。

（8）修复体转送临床前消毒：对树脂义齿和贵金属合金用次氯酸钠溶液浸泡，非贵金属合金用碘溶液或酚溶液浸泡，转送临床前用净水冲洗后干燥。

（9）加强废弃物管理，严防污染扩散：被体液浸湿或污染的固体废弃物应密封，严防污物外溢，口袋外贴上醒目标识，依据卫生主管部门指引集中销毁。

2. 理化污染的控制措施

（1）化学污染的控制：要点是密封和通风。整个工作场所的良好通风是基本的工作条件，送风和抽风要达到每一个角落。在此基础上，有害气体排放量大的房间要安装大功率强排风设备，这些设备可以与污染源设备形成联动，即后者使用时前者跟着启动，确保有害气体、烟尘等被迅速排出。

（2）物理污染的控制

1）对热、电磁和光污染的防护：首先要注意室内设备的合理安放，单独安排房间远离其他部门，使这些有害的物理因素尽可能不影响无关的人员。要注意设备的保养和维护，使其功能正常，直接使用者应注意操作的规范化，并采取个人防护措施。

2）对噪声污染的防护：首先应在建设口腔修复体制作室时合理布局，可能产生较大噪声的设备和部门应与其他空间有阻隔，所有房间也应使用消音、隔音和吸音材料。

3）对粉尘污染的防护：口腔修复体制作室中产生粉尘污染的主要环节包括打磨、抛光和喷砂等。采取的防护措施包括：①密封。模型修整、切割和喷砂等产生大量粉尘的工作应尽量在密闭的柜机内进行操作。②吸尘。购置有吸尘器的技工桌，能与打磨电机同步启动，将产生的粉尘及时吸走，防止粉尘飞扬扩散。③湿法工艺。在可能的情况下采用湿法进行模型修整，打磨和抛光时用水浸湿石英砂等磨料，可显著减少粉尘飞扬。④个人防护。操作时戴医用防护口罩。

3. 个人劳动保护用品的配置　个人劳动保护用品，是指为防止一种或多种有害因素对自身的直接危害所穿用或佩戴的器具的总称。劳动防护用品的正确使用，可以保证员工避免生产过程中的直接危害。口腔技师和其他从业人员应注重个人劳动保护用品的配置。

(1) 护目镜：用于防止异物飞溅伤及眼睛，在侧面要有护板，防止异物从旁边飞入。视力正常者配平光镜，需矫正视力者镜片作相应处理，用于电焊等强光工作场合时采用深色镜片。

(2) 口腔技师专用放大镜：能减轻视觉疲劳，保护口腔技师的眼睛，还能放松头颈和躯干姿态，从而有利于全身的健康。通常选用尺寸较大的头戴式或台式放大镜，视野较开阔、价格较低廉，不需要根据个人情况调节瞳距和焦距，可以由多个使用者共用。

(3) 手套和口罩

1) 手套：口腔技师使用的手套分为多种类型：薄的乳胶手套用于防止化学灼伤、较厚的橡胶手套用于防止电击或用于防止机械刺割伤、厚的棉织手套用于防止热烫伤等，可根据工作性质选用。

2) 口罩：在打磨抛光、铸造、电解加工等产生粉尘或有害气体的工作环节应该戴上口罩操作，对于使用某些毒性较大的物品或是在有害环境中需要较长时间工作时，应戴上有空气过滤装置的面具。

第二节　材料、设备安全相关知识

一、材料安全的注意事项

1. 树脂材料　近年来，有各式各样的树脂材料被应用于牙科树脂成形。一般来说，聚合以后的树脂材料的生物学性质是比较稳定的，且刺激性也较小；但聚合之前的原料被证实，从单体到各式各样的添加剂都显示具有刺激性和致敏性。由于直接接触及加热阶段时，原材料四处飞散，吸入后对作业人员的健康会有所影响，因此，在树脂成形过程中必须十分小心。

2. 陶瓷材料　陶瓷的化学性质较稳定，与树脂或金属材料比较，对人体的影响较小。虽然其材料自身的刺激性或毒性很少，但由于在研削等操作时会发生各种大小不等、形态不一的尘埃，必须重视此尘埃的处理。

3. 模型石膏或包埋材料　石膏或包埋材料调拌时会产生粉尘，去蜡时不适当的加热包埋材会产生二氧化硫气体，在加热磷酸盐系包埋材时会产生氨气，所以通风换气非常重要。

4. 金属材料　口腔用金属材料大部分为合金，由于合金的成形制作需要在不同状况的环境下进行熔解、研磨等操作，因此在金属生物学的影响方面，特别要注意的是铜、锌、镍、汞，这些金属元素被人体组织过多摄取后会有不良影响。要注意金属过敏，近年研究报告已证实，金属材料包括镍、铬、钴、钯会引起人体过敏，所以有必要事先考虑到致敏性的问题。

5. 其他　口腔技师在工作中不只是使用各种材料，有时需要处理被病人污染的模型和印模等。也就是说,很多的感染性因素是用眼睛直接看不到的附着物,所以对于这些感染物品必须有特别的对策,需要养成日常自我保护的习惯。在日常工作中,对瓦斯、自来水、热源及通风换气等也要十分用心,以确保基本的安全性。

二、设备安全的注意事项

在口腔修复体制作室的设备使用中,有许多可能发生意外伤害的环节,如电击、高温烧伤、化学灼伤、扭伤、擦伤和刺割伤等。意外伤害可能给口腔技师带来痛苦,暂时或永久地影响其劳动能力,严重者甚至威胁到生命安全,必须加以重视。

(一)严格遵守操作规程

每一种设备的操作都应依照生产厂家的说明并结合本单位的具体情况建立操作规程,并在工作中严格遵守。对于一些风险性较高的工作岗位,必须经过系统培训才可上岗,其他人员不得擅自操作。

(二)高风险的操作步骤

以下一些操作步骤导致意外伤害的风险较高,操作时必须集中注意力。

1. 高温设备操作　包括使用火焰加温工具或材料、使用铸造机、烤瓷炉、热聚合设备、电热工具和焊接工具等情况。这些操作均与高温有关,造成烫伤的机会较多。浅的烫伤可立即用冷水冲洗、浸泡,较深者需涂布烫伤膏,大面积和/或深度的烫伤应及时送医院治疗。

2. 打磨设备操作　打磨时发生意外伤害的环节包括:

(1)旋转器械造成的刺、割、擦伤,防范措施是持工具和工件的手始终形成稳定可靠的支点,避免"悬空"式的握持,同时注意力要高度集中。

(2)工件打磨时过热造成烫伤,防范措施是采用点磨方式控制产热,必要时注水降温。

(3)打磨时飞进的碎屑造成损伤,尤其进入眼睛时很危险,防范措施是在打磨时佩戴护目镜。

3. 腐蚀性化学制剂操作　在取用或向设备容器中添加强酸性、强碱性化学制剂时泼洒溢出,或是错误配兑化学制剂发生爆炸,或是用化学制剂处理工件时不慎触及皮肤、黏膜和角膜均可造成灼伤,防范措施是小心谨慎进行此类操作,按照要求做好防护。万一发生化学性烧伤,第一处置是以大量流动清水冲洗,然后再作其他处置。

4. 锐利器械操作　使用具有锋利刀口的工具要掌握稳固支点,最好用刀刃向外方向切削,每次切的量不要过大,以便控制力度。弯制卡环时,由于用力控制不当可能造成钢丝滑脱,刺伤手指和其他部位。切断钢丝时发生崩飞易伤及自己或他人,也需要注意防范。

(三)设备电击伤害的防范和处置

口腔修复体制作室的用电设备比比皆是,这就形成了遭受电击伤害的潜在风险,必须随时注意防范,一旦发生应及时和正确地处置。

1. 用电线路的铺设　口腔修复体制作室的用电线路包括高压和市电两种,必须有安全合理的设计方案并由专业人员铺设,做好漏电保护等安全措施。

2. 用电设备正确安装和定期检修　严格按照厂商的指引说明安装用电设备,由专业人员或经过有关培训的人员定期检查维护,发现故障异常及时排除。

3. 操作区域和个人防护　漏电风险较高设备的操作区域用绝缘地板,操作者采取橡皮手套等个人防护措施。

4. 电击伤害的处置　万一发生电击伤害，第一处置是立刻切断电源，受伤者应及时送医疗机构救治。在口腔修复体制作室里应有一定数量的员工接受过紧急心肺复苏的培训，以便在第一时间对伤害严重者采取抢救措施。

第三节　传染病防护基本知识

传染病是指由病原体引起的、能在人与人之间或人与动物之间传播的疾病。病原体包括病毒、细菌、真菌、寄生虫等。《中华人民共和国传染病防治法》将发病率较高、流行面较大、危害严重的 39 种急性和慢性传染病根据其传播方式、速度及其对人类危害程度的不同，分为甲类（2 种）、乙类（26 种）、丙类（11 种）。人类常见的传染病根据传播途径可分为四类：呼吸道传染病、消化道传染病、血液传染病和体表传染病。根据病原体的不同，传染病可分为：寄生虫性传染病、细菌性传染病、病毒性传染病。

一、口腔修复体制作室污染的微生物种类和侵入途径

（一）口腔修复体制作室污染的微生物种类

1. 细菌　细菌与口腔疾病的关系密切，例如变形链球菌主要导致龋齿，厌氧的革兰氏阳性芽孢杆菌导致各型牙周炎、牙髓和根尖周围组织病变。

2. 病毒　口腔病患者除了可能携带常见的腺病毒、单纯性疱疹病毒、麻疹病毒和腮腺类病毒外，威胁最大的病毒是乙肝病毒和艾滋病病毒。乙肝病毒在口腔龈沟液中浓度最大，这些区域容易出血与唾液混合，使唾液具有传染性。艾滋病患者的唾液中也发现艾滋病病毒抗原和抗体。

3. 其他微生物　口腔微生物除细菌和病毒外，还有支原体、衣原体和寄生虫等，支原体可从感染的根管、牙龈炎和牙周炎的临床标本中检出，牙龈阿米巴口腔毛滴虫可在不洁口腔及牙槽脓肿的脓液中检出。

（二）生物污染侵入口腔修复体制作室的途径

1. 取自患者口内的物品　临床从患者口腔内取得的印模沾染大量唾液、血液，甚至脓液，内含各种致病微生物。临床人员应该将印模清洗消毒后再转送口腔修复体制作室，但是如果消毒灭菌工作不够彻底，就成为生物污染侵入的主要途径。即使在临床已经用印模灌制工作模型或研究（寄存）模型的情况下，不彻底的消毒灭菌措施仍然可以导致生物污染侵入。与此相类似，所有取自患者口腔的物品如暂基托、蜡堤、面弓、试排牙蜡型或试过的冠桥等也有可能因沾染患者的体液而成为污染源。

2. 间接污染　有些器材（如𬌗架、设计单以及转送工件的容器等）虽然未进入患者口腔，但在临床可能被医护人员或患者触摸，也可能沾染诊室中悬浮的带有致病微生物尘埃飞沫，因而具有间接污染的风险。

3. 医技工作接触　口腔技师与临床医护人员工作往来的接触也可能成为生物污染途径。

二、口腔修复体制作室传染病的防护

长期以来，人们对防止口腔修复体制作室中的理化污染（如粉尘、噪音、化学制剂的刺激及毒害等）比较关心和注意，却往往对危害甚大的传染病菌的消毒与防护重视不够。工

作室环境被微生物污染后，既严重威胁着口腔技师的身体健康，又给消毒防护工作增加了难度，并使得病菌由此得以到处扩散。因此，要高度重视口腔修复体制作室的生物污染，加强对传染病菌的灭菌、消毒工作，进而有效降低传染病菌的传播概率。口腔修复体制作室的消毒与防护工作需要全面和细化，在制订消毒防护措施时，应重点对消毒防护中易出现纰漏的环节制订完备的防护措施。

（一）一般措施

年轻口腔技师岗前培训时，应对其进行无菌和消毒知识教育，让他们了解和掌握无菌操作步骤。所有口腔技师都需接受乙肝疫苗接种。在口腔修复体制作室制定严格的无菌操作规章制度。

（二）设立消毒收发处

消毒收发处用于对进出口腔修复体制作室的模型和物品进行必要的消毒处理，最好与其他工作区相对隔离，任何进入口腔修复体制作室的污染物，都要先经过此处消毒后才放行，这样才能保障工作室内不被病菌污染。当修复体制作完成后，也要经过消毒收发处消毒后再送到口腔修复临床，从而保证修复体在戴入患者口腔前处于消毒或无菌状态。应严格规范消毒收发处的消毒工作，对不同器具、印模、模型、义齿等的消毒要有各自明确的处理方式，选用适宜的消毒剂，以确保所有的医疗物品均在此处得到规范的消毒或灭菌处理。

（三）常用消毒灭菌技术

消毒是指通过物理或化学方法清除或杀灭除芽孢以外的所有病原微生物，使其达到无害程度的过程。灭菌是指用物理或化学方法祛除或杀灭全部微生物的过程，杀灭的微生物包括致病微生物和非致病微生物，也包括细菌芽孢和真菌孢子。

1. 物理消毒灭菌法　常用方法包括加热、光照、辐射和过滤除菌等。

（1）加热消毒灭菌法：通过加热破坏微生物的蛋白质、核酸、细胞壁和细胞膜，从而导致其死亡，是应用最早、效果可靠、使用最广泛的方法。分干热法和湿热法两类。

（2）光照消毒法：又称辐射消毒法，主要是利用紫外线使菌体蛋白质发生分解变性而致其死亡，是目前口腔修复体制作室常用来对临床物品消毒灭菌的手段之一。又分为紫外线灯管消毒和臭氧灭菌灯消毒两种方法。

（3）微波消毒灭菌法：是利用电磁波的高频交流电场使物品中的分子极化，温度迅速上升而达到消毒灭菌的作用。微波可以杀灭各种微生物，常用于耐热非金属材料器械的消毒灭菌。

2. 化学消毒灭菌法　凡不适用于热力消毒灭菌的物品（如印模、光学仪器和塑料制品等）可考虑选用化学消毒灭菌法，其原理是使菌体蛋白凝固变性，酶蛋白失去活性，抑制细菌代谢和生长，或破坏细菌细胞膜的结构，改变其通透性，使细胞破裂、溶解，从而达到消毒灭菌的目的。

（四）来自患者口腔物品的消毒灭菌

直接由患者口腔中取出的物品，包括印模、咬合记录、𬌗叉、试戴后的冠桥、支架和义齿蜡型等。这些物品大多不能耐受高温，主要以化学方法消毒灭菌。

1. 浸泡消毒　是目前最常用的印模消毒方法，将印模先用流水尽量冲洗去除表面残留的患者体液，然后在消毒液中浸泡至规定时间，再用流水冲洗，甩干水分后灌注石膏。常用消毒液主要有戊二醛、次氯酸钠、碘伏和酚液等。浸泡消毒的优点是效果好，通过改变其浓度及浸泡时间，可以达到完全灭菌的效果；其缺点是可能破坏印模表面细微结构而引起变形。浸泡消毒适用于疏水性的橡胶类印模材料取的印模，但应注意对于精度要求高的印模需严格控制浸泡时间。

2. 喷雾消毒　在冲净和甩干的印模上均匀喷上一层消毒剂（次氯酸钠或二氧化氯等），放入相对湿度为100%的密闭容器中达到规定的消毒时间，取出后流水冲洗甩干，灌注模型。喷雾法对印模的尺寸稳定性影响较小，但消毒效果不如浸泡法，适用于亲水性的藻酸盐印模。

3. 熏蒸消毒　对于石膏模型和试戴后的义齿蜡型或冠桥除选用紫外线及化学药物消毒方法外，还可以考虑采用环氧乙烷熏蒸法，可以更有效地杀灭深入物品内部的微生物。如果蜡型等物品可能需要再次与口腔黏膜接触，应用无菌蒸馏水冲洗，避免残留的消毒剂对黏膜的损害。

（五）其他应考虑的消毒防护措施

消毒防护是一项极其严谨细致的工作，不能有丝毫马虎，因为一旦松懈，上述的整体防护措施都可能受到破坏。具体注意事项还有：

1. 防止交叉感染的发生　抛光布轮需定期更换和消毒，脱模后的印模托盘，也要高压蒸汽消毒。

2. 注意消毒剂的有效日期和使用方法，以确保消毒质量。

3. 对于已确诊的乙肝患者，其接触的物品更应特别注意消毒隔离。

（黄　翠　潘新华）

[1] 巢永烈. 口腔修复学. 北京：人民卫生出版社，2011：11.

[2] 韩科，彭东. 口腔修复工艺学. 北京：北京大学医学出版社，2009：12.

[3] 李新春. 口腔工艺设备使用与养护. 2 版. 北京：人民卫生出版社，2016：45-98.

[4] 骆小平. 前牙美学修复及全瓷修复体设计. 合肥：安徽科学技术出版社，2009：10.

[5] 马莉. 口腔解剖生理学. 3 版. 北京：人民卫生出版社，2015：16-34.

[6] 孙少宣，潘可风. 美容牙医学. 2 版. 北京：科学出版社，2003：7.

[7] 王美青. 口腔解剖生理学. 7 版. 北京：人民卫生出版社，2019：8-91.

[8] 于海洋. 口腔修复工. 北京：人民军医出版社，2007：3-27，145-146.

[9] 赵铱民. 口腔修复学. 7 版. 北京：人民卫生出版社，2012：8.

[10] 总局关于发布医疗器械生产质量管理规范附录定制式义齿的公告（2016 年第 195 号）.（2016-12-16）
[2020-03-04]. http://www.cro.org.cn/shownews-170.html.

[11] NICHOLAS C. Davis smile design. Dent Clin North Am，2007（51）：299-318.

索 引